edition Lichtland

Für Carin

© Claus Kappl

Verlag:
edition Lichtland, Unterer Marktplatz 8, 94513 Schönberg
Deutschland

Umschlaggestaltung und Satz:
Edith Döringer, Melanie Lehner

Umschlagbild:
Klaus Vartzbed/Shutterstock.com

3. Auflage 2024

ISBN: 978-3-947171-47-7
www.lichtland.eu

Claus Kappl

HERZSTILLSTAND

Ein Krankenhaus stirbt

DIE EINSAMKEIT DES WEGES
FÜHRT ZUR KLARHEIT
DES GEISTES
(Carin Kappl)

DIE BESTEN BÜCHER SIND DIE,
VON DENEN DER LESER MEINT,
ER HÄTTE SIE SELBST MACHEN KÖNNEN.
(Blaise Pascal)

Die Personen

Andreas Alaschko	Rentner
Otto Braun	Landwirt
Angelika Braun	seine Frau
Dr. Gerhard Kilian	Krankenhausdirektor, Waldkirchen
Dr. Katharina Heroldsbacher	Geschäftsführerin, „Kliniken GmbH"
Dr. Franz Stein	Chefarzt
Dr. Mikolaj Kasavery	Chirurg
Dr. Gundula Blechinger	Anästhesistin
Dr. Irmgard Fleischmann	Anästhesistin
Gerlinde Weiß	OP-Schwester
Brigitte Göppel	OP-Schwester
Dr. Otto Schmidt	Polizeipräsident

Tina Hartmann-Liggner	Polizeihauptmeisterin
Carlo Salerno	Polizeiobermeister
Monika Sauer	Polizeiobermeisterin
Georg Kleintaler	Polizeikommissar
Marianne Kleintaler	seine Frau
Michael J. Roding	Geschäftsmann
Dr. Josef Träger	Germanist
Vinzenz Lochner	Landrat
Heinrich Herzog	Bürgermeister
Alfred Eisner	Weihnachtsmarktgastronom
Willy Konzelmann	Weihnachtsmarktgastronom

Katharina Karl schreckte hoch. Wie lange hatte sie geschlafen? Sie richtete sich in ihrem Bett auf und lauschte. Was waren das für merkwürdige Geräusche? Grollender Donner, peitschendes Sturmbrausen, angsterfülltes Blöken von Vieh. Menschen schrien. Rötliches, flackerndes Licht vor dem kleinen Kammerfenster. Katharina warf einen Blick auf Johannes Weinbuch, der tief und ruhig neben ihr schlief. Ein Lächeln huschte über ihr Gesicht, in Erinnerung an die zurückliegenden Stunden. Sie schloss das offene Mieder, stieg vorsichtig und leise aus dem Bett und kleidete sich an. Ein heftiger Windstoß rüttelte an den Fensterflügeln. Katharina warf einen Blick aus dem Kammerfenster und erstarrte.

„Hannes, wach auf!" Sie packte den jungen Maurergesellen an der Schulter. „Hannes, steh auf, es brennt!" Johannes Weinbuch wurde schlagartig wach. „Was? Wo brennt es?", fragte er noch leicht benommen. Er sprang aus dem Bett, zog seine Hose an, schlüpfte in seine Stiefel und blickte aus dem Fenster.

„Um Gottes Willen, das ist ja fürchterlich!"

„Wir müssen sofort hier raus."

Johannes nahm Katharina an der Hand und versuchte die Kammertür zu öffnen. Ein heftiger Windstoß schlug die Tür wieder zu. Er stemmte sich mit aller Kraft gegen das Türblatt, dann standen beide im Freien. Starr vor Schreck. Das Brauhaus, in dem Katharina als Magd arbeitete, stand in Flammen. Obwohl es erst gegen zwei Uhr morgens war, war der Hof hell erleuchtet. Ein fürchterliches Brausen, das jämmerliche Blöken des im Stall angebundenen Viehs, beißende Rauchschwaden und das Prasseln brennender Gebäude ließen sie erstarren. Menschen rannten umher, versuchten die Feuer zu löschen, das Vieh zu befreien. Doch gegen den Sturm, der die Brände immer heftiger entfachte, kamen sie nicht an. Johannes wurde ruhig, überlegte.

„Kathi, wir müssen von hier weg. Das Brauhaus stürzt gleich zusammen. Schau zu, dass du am unteren Tor aus der Stadt kommst, ich lauf zum Büchl und sehe nach, wie es um mein Elternhaus bestellt ist." Beide rannten los, standen wenig später im Markt. Der Marktplatz – ein einziges Feuermeer. Sämtliche Gebäude auf der östlichen Marktseite standen in Flammen. Das Feuer hatte bereits auf die Häuser auf der Westseite übergegriffen. Funken stiegen in den nächtlichen Himmel und boten mit dem Feuerschein ein gespenstisches, zerstörerisches Bild. Eine Feuerwehrspritze am Stadtbach brannte lichterloh. Überall versuchten die Menschen das wenige Wertvolle aus ihren Häusern zu retten. Überall ohrenbetäubender Lärm, Hilferufe, verzweifelte Schreie und das Brüllen verendenden Viehs. Katharina raffte ihr Kleid zusammen, presste sich den Stoff vor Mund und Nase, um sich vor den Rauchschwaden zu schützen und rannte in Richtung Schmiedgasse. Johannes eilte zur Pfarrkirche hinauf. Er blickte sich nicht mehr nach Katharina um. Und so sah er auch nicht, dass sie, kurz bevor sie das untere Stadttor erreicht hatte, von dem brennenden Balken eines einstürzenden Dachstuhles am Kopf getroffen wurde. Die zwanzigjährige Dienstmagd war auf der Stelle tot.

Johannes Weinbuch erreichte die Stadtpfarrkirche und bemerkte den Rauch, der bereits unter den Schindeln des Kirchendaches hervorquoll. Also hatte der Dachstuhl auch schon Feuer gefangen. Die Kirchentür war weit geöffnet, der untersetzte Kooperator Pilsl stand davor und winkte den jungen Maurergesellen heran. Er schnaufte heftig, Schweiß lief ihm über das Gesicht. Offensichtlich hatte er schwer gearbeitet.

„Hannes, komm schnell, hilf mir!"

Johannes, der den jungen Pfarrvikar schon seit seiner Kindheit kannte, winkte ab. „Matthias, ich hab keine Zeit, ich muss nach Haus, muss schauen, was meine Eltern machen."

„Hannes, bitte hilf mir, denk an dein Seelenheil. Gott wird's dir lohnen." Er packte ihn am Ärmel und zog ihn die Kirchenstufen hinauf. Widerwillig folgte er dem Kooperator, der hinter den Altar eilte, wo eine schmale Holztür offen stand. Johannes sah, wie er eine steile Treppe hinabstieg. Er hatte gar nicht gewusst, dass die Kirche an dieser Stelle unterkellert war. Neugierig folgte er ihm in einen dunklen, großen, quadratischen Raum, der mit hohen Schränken vollgestellt war. Sämtliche Schranktüren standen offen, die Schränke waren leer. Matthias Pilsl schob den Maurergesellen in die hinterste Ecke des Raumes. Dort verbreitete eine Altarkerze fahles Licht. Johannes sah eine schmale Öffnung in der Mauer, die in einen niedrigen Gang mündete. Zwei zirka drei Fuß hohe und vier Fuß lange Holzkisten, gefüllt mit silbernen Kandelabern, Messgeschirr, goldenen Kelchen, Monstranzen und Bechern standen darin.

„Was ist das, Matthias?"

„Loraghis wertvolles Kirchengut. Ich muss es in Sicherheit bringen."

„Und wohin?"

„Hannes, frag nicht lang, siehst den Gang? Er führt von hier aus direkt unter der Ringmauer hindurch bis zur Straße nach Passau. Hilfst du mir die Kisten zu verstecken, zeige ich dir den Weg ins Freie. Dort bist du vor dem Feuer sicher."

„Was soll ich tun?"

„Wir zerren die Kisten in einen Seitengang. Das ist nicht schwer, es geht ja immer nur bergab, denn die Kirche hier liegt viel höher als die Passauer Straße. Gib aber Obacht, der Gang ist sehr niedrig. Schlag dir nicht den Kopf an."

Der Kooperator ergriff die Kerze, bückte sich und verschwand in dem Geheimgang. Er zog die erste Kiste hinter sich her, Johannes hörte das kratzende Geräusch auf dem feuchten Steinboden. Er folgte ihm und zerrte gebückt die zweite Kiste hinterher. Er sah im dünnen, schwankenden Licht der Altarkerze den engen, aus dem Granit herausgeschlagenen Gang, der tatsächlich stetig abwärts führte. Beide Männer keuchten ob ihrer Last. Es schien Johannes, als sollte dieser Gang nie enden. Beklommenheit erfasste ihn, die Angst, unter einstürzenden Granitmassen begraben zu werden, nahm zu. Plötzlich blieb der Kooperator stehen.

„Hannes, zehn Fuß vor uns befindet sich links der schmale Seitengang. Dort hinein schieben wir die Kisten, da ist der Kirchenschatz vor Plünderern in Sicherheit. Du folgst diesem Gang geradeaus bis ans Ende. Durch eine in den Hang eingepasste Holztür an der Passauer Straße kommst du ins Freie. Ich gehe in die Kirche zurück. Vergelte dir Gott deine Hilfe. Der Herr segne dich." Der Kooperator deutete ein Kreuzzeichen an.

„Mach es gut Matthias, und schau auf dich auf. Ich glaube mittlerweile steht der gesamte Markt in Flammen."

Gemeinsam schoben die beiden Männer die Kisten in den niedrigen Seitengang. Dann trennten sich ihre Wege. Der Kooperator Matthias

Pilsl kehrte in die Stadtpfarrkirche zurück, verschloss den Geheimgang und stieg die steile Treppe zum Altarraum hinauf. Beißender Qualm nahm ihm den Atem. Pilsl blieb kurz stehen, versuchte dann über die Seitentür der Kirche ins Freie zu gelangen. Ein knirschendes Geräusch ließ ihn innehalten. Erschrocken blickte er nach oben und sah den herabstürzenden Dachstuhl entgegenkommen.

Johannes Weinbuch folgte dem Gang bis an dessen Ende. Er fand die Holztür und zwängte sich durch das Gestrüpp ins Freie. Die frische Luft des jungen Morgens tat ihm gut. Er blickte hoch zur Ringmauer und begann zu weinen. Johannes Weinbuch ahnte bereits, dass der gesamte Markt ein Opfer der Flammen geworden war.

„Von guten Mächten wunderbar geborgen erwarten wir getrost, was kommen mag. Gott ist bei uns am Abend und am Morgen und ganz gewiss an jedem neuen Tag."

Die Orgel verstummte in der kleinen barocken St. Nikolauskirche. Die Ministranten nahmen Aufstellung, das Kreuz voran. Der junge polnische Priester folgte. Nach ihm erhoben sich die Trauernden. Es waren nur wenige. Zuerst ein Mann mittleren Alters im schwarzen Anzug. Hinter ihm ein älteres Ehepaar, die Eltern der Verstorbenen. Nur wenige Nachbarn, nur wenige Bekannte hatten an der Trauermesse teilgenommen. Sie alle hielten Schirme in der Hand, die sie öffneten, als die Trauergemeinde ins Freie trat. Die kleine Prozession zog an der Aussegnungshalle vorbei, aus der die Bestatter den mit schwarzem Samt abgedeckten Wagen rollten, auf dem zwei Särge standen. Ein großer brauner Buchensarg, auf dem ein langes Gesteck aus weißen Rosen lag, daneben ein weiß lackierter Kindersarg mit einem Strauß roter Rosen darauf.

Vor einem offenen Grab in der dritten Reihe des kleinen Friedhofs machte die Prozession Halt. Das Kreuz wurde in den aufgeworfenen Erdhaufen gesteckt. Es regnete in Strömen. Es war, als weinte der Himmel über die Verstorbenen und aus Mitleid mit dem einsamen Hinterbliebenen, der von Weinkrämpfen geschüttelt wurde. Der Priester trat hervor und begann laut und in gebrochenem Deutsch zu beten: „In deine Hände, gütiger Gott, befehlen wir die Seele unserer verstorbenen Schwester Johanna und ihrer Tochter Katharina, gestützt auf die Hoffnung, dass sie, wie alle, die in Christus gestorben sind, mit Christus auferstehen werden am Jüngsten Tag." Er segnete die Särge mit Weihwasser und fuhr fort: „Lasset uns beten. Herr Jesus Christus, du hast drei Tage im Grab geruht und die Gräber aller, die an dich glauben, so geheiligt, dass sie als Ruhestätte für unsere Toten auch die Hoffnung auf Auferstehung vermehren. Gewähre gnädig, dass in diesem Grab deine Dienerinnen in Frieden ruhen, bis du sie auferweckst und erleuchtest, denn du bist die Auferstehung und das Leben. Lasse sie das ewige Licht schauen, der du lebst und herrschst in alle Ewigkeit."

Die Bestatter begannen die beiden Särge in das offene Grab zu senken. Als der weiß lackierte Kindersarg in der Tiefe verschwand, schluchzte der Ehemann laut auf. Der polnische Priester segnete das Grab mit Weihwasser, nahm eine kleine Schaufel mit Erde und sprach: „Staub bist du und zu Staub kehrst du zurück. Der Herr aber wird dich auferwecken. Wir übergeben den Leib der Erde. Christus, der von den Toten auferstanden ist, wird auch unsere Schwester Johanna und ihre Tochter Katharina zum Leben erwecken. In der Taufe seid ihr mit Christus begraben worden und habt in ihm neues Leben empfangen. Der Herr vollende an euch, was er in der Taufe begonnen hat. Der Herr nehme euch in das himmlische Jerusalem auf." Er warf das Erdreich in das Grab, drehte sich um und reichte dem Ehemann die Hand. „Ich wünsche Ihnen Gottes Kraft und Stärke für die kommende schwere Zeit. Der Herr segne Sie. Wenn Sie das Gespräch mit mir wünschen, ich stehe Ihnen jederzeit zur Verfügung." Dann wandte er sich um und verließ mit seinen Ministranten den Friedhof.

Die wenigen Trauergäste erwiesen den beiden Verstorbenen die letzte Ehre, warfen Blumen oder Erdreich in das offene Grab, kondolierten den drei Verwandten. Die Eltern der Verstorbenen verließen langsam und gesenkten Hauptes den Friedhof. Der allein gelassene Ehemann verharrte noch lange Zeit weinend an der Grabstätte.

KAMMERFLIMMERN

Waldkirchen, Montag, Allerheiligentag 2017

Erschöpft, zutiefst erschüttert und aufgewühlt von dem, was ich miterleben musste, habe ich erst jetzt die Kraft gefunden, das Geschehene in der richtigen zeitlichen Reihenfolge aufzuschreiben. Dabei sind mir die von Kommissar Kleintaler und seinen Mitarbeitern hinterlegten Aufzeichnungen, die Aussagen der Beteiligten, Kopien wichtiger Dokumente, aber auch meine eigenen Erinnerungen sowie die Gesprächs- und Gedächtnisprotokolle, die ich vorgefunden habe, eine große Hilfe. Vermutlich werde ich manches überarbeiten und korrigieren müssen, aber am Ende – so hoffe ich – wird der Leser im Besitz der völligen Wahrheit sein. Zu der bin ich schon von Rechts wegen verpflichtet, da ich selbst im Polizeidienst tätig bin. Mein Name ist Tina Hartmann-Liggner. Vor neun Jahren konnte ich Kommissar Georg Kleintaler behilflich sein, den Mord an dem Waldkirchner Bauern Johannes Behr aufzuklären. Ich war damals Polizeimeisterin zur Anstellung, und Waldkirchen meine erste Dienststelle. Ich konnte sehr viel von Kommissar Kleintaler lernen. Nach meiner Verbeamtung heiratete ich zwei Jahre später den Tischler Felix Liggner, meinen damaligen Freund. 2014, im selben Jahr, als die merkwürdigen Ereignisse ihren Anfang nahmen, brachte ich unseren Sohn Thomas zur Welt. Ein lebhafter Junge, ein vollbeschäftigter Handwerker-Ehemann, Bauboom in Waldkirchen – ein Kapellenfeld folgte dem anderen – ich hatte alle Hände voll zu tun. Unser Betrieb in Oberndorf wuchs, die Auftragslage war ausgezeichnet und Felix musste zwei weitere Tischler anstellen, um alle Aufträge bewältigen zu können. Angebote, Materialbestellungen, Abrechnungen und Muttersein, das nahm mich völlig in Anspruch. Mitte dieses Jahres kehrte ich – teilzeitbeschäftigt – in den Polizeidienst zurück, denn es musste ja noch etwas anderes geben als Haushalt, Wäsche waschen, Kindergartenbasteleien und Büroarbeit. Aufgrund der schrecklichen Ereignisse hätte ich meinen Entschluss von damals fast bereut. Ich merke, dass ich schon jetzt beginne abzuschweifen, also kehre ich an den Anfang zurück, dem Tag, an dem alles begann.

„Schos, was hältst du davon, wenn ich wieder berufstätig werde?" Marianne Kleintaler sah ihren Ehemann erwartungsvoll an. „Seit dem Tod von Tante Martha im vergangenen Frühjahr habe ich nur noch dich, um den ich mich kümmern muss, und du bist ja fast nur am Wochenende zuhause, und das auch nicht immer. Die einzige Entscheidung, die ich noch zu treffen habe, ist die Frage nach dem Mittagessen: Schweinebraten oder Pizza Hawaii. Sehr abwechslungsreich ist mein Leben nicht mehr. Ich bin jetzt schon fast sechsundvierzig, mit fünfzig brauche ich nicht mehr anfangen, da gehöre ich dann schon zum alten Eisen."

Georg Kleintaler legte die Wochenendausgabe seiner Heimatzeitung zur Seite und unterbrach den Monolog seiner Gattin. „Marianne, du hast ja Recht, und ich gebe auch zu, dass unser Alltag ein wenig langweilig geworden ist. Mir geht es ja ähnlich. Seit zweieinhalb Jahren bin ich jetzt Dienststellenleiter, und was tut sich? Nichts! Meine zwei besten Leute sind nach Freyung versetzt worden, Tina ist in Elternzeit, und außer ein paar Einbrüchen habe ich nichts mehr aufzuklären. Aber jetzt mal Nägel mit Köpfen oder Butter bei die Fische: Was möchtest du denn beruflich tun?"

„Bevor wir geheiratet haben – und du weißt schon, Schos, dass wir im nächsten Jahr Silberhochzeit haben – war ich eine Zeit lang als Verwaltungsfachangestellte am Krankenhaus in Wegscheid tätig, bis mir die Fahrerei zu viel wurde. Ich habe im letzten Jahr meine Computerkenntnisse aufgefrischt. Du erinnerst dich doch noch an meine Volkshochschulkurse in Word und Excel. Ich dachte mir, vielleicht fragst du mal den Franz Stein, ob nicht im Waldkirchner Krankenhaus eine Stelle frei wäre. Vielleicht habe ich Glück und mit Krankenhausverwaltung kenne ich mich ja aus."

„Das ist eine wirklich gute Idee. Ich ruf ihn gleich an, ich muss ihm sowieso noch ein gutes neues Jahr wünschen. Vielleicht hat er tatsächlich einen Job für dich. Ich hoffe nur, dass er keinen Wochenenddienst hat." Georg Kleintaler nahm sein Smartphone vom Küchentisch und wählte die Nummer des Chefarztes am Waldkirchner Krankenhaus. Während es klingelte, erinnerte sich der Kommissar daran, wie lange er und Franz Stein sich schon kannten. Sie hatten sich vor vielen Jahren bei der Skigymnastik in der Turnhalle des Johannes-Gutenberg-Gymnasiums kennengelernt. Kleintaler konnte Dr. Stein überreden, Mitglied in der Bergwacht zu werden. Als dann das Golf spielen in Mode kam, hatten sie sich auf dem Green in Dorn regelmäßig getroffen und festgestellt, dass sie beide am ersten Mai Geburtstag hatten und außerdem noch gleich alt waren. Der Arzt hatte Kleintaler bei vielen seiner Fälle erfolgreich beraten. Franz Stein lebte allein in einem großen Haus am höchsten Punkt der Frischecker Straße, fast schon mitten im Wald. Er betonte immer wieder, dass er nur mit seinem Beruf verheiratet sei und daneben kein Platz für eine Frau wäre, die er sowieso nur vernachlässigen würde.

„Schos, guten Morgen, was verschafft mir die Ehre deines frühen Anrufs?" Der Kommissar wurde jäh aus seinen Erinnerungen gerissen. „Guten Morgen und vor allem dir ein gesundes und erfolgreiches neues Jahr. Ich hoffe es gilt noch, denn ich habe noch kein Sauerkraut gegessen." Hätte man Kleintaler gefragt, worin der Zusammenhang zwischen einem noch geltenden Neujahrsgruß und dem Sauerkraut bestand, er hätte es nicht gewusst. Aber dieser Spruch war in Waldkirchen halt so üblich.

„Danke, das wünsche ich dir und Marianne auch. Viel Gesundheit und dass alle eure Wünsche in Erfüllung gehen mögen. Aber was hast du denn sonst noch auf dem Herzen, denn zum Schneegolfen wolltest du dich doch sicher nicht mit mir verabreden."

„Weißt du, Marianne hatte gleich zu Beginn des neuen Jahres eine tolle Idee: Sie will wieder berufstätig werden, weil es ihr zuhause so langweilig sei. Das bisschen Haushalt fülle sie nicht mehr aus, sagt meine Marianne-Maus." Kleintaler musste plötzlich an einen alten

Schlager aus den 70er Jahren denken, in dem dieses Problem aber ganz anders dargestellt worden war. „Aber vielleicht hat sie Recht, vielleicht bringt Büroarbeit sie auf andere Gedanken und führt zu etwas mehr Abwechslung in unserem etwas eingefahrenen Ehe-Alltag."

„Du sollst den Franz fragen, ob er eine Stelle für mich hat und ihn nicht mit einem Psychogramm unserer Ehe langweilen." Marianne Kleintaler hatte sich aus dem Hintergrund in das Gespräch eingemischt.

„Sag mal", unterbrach nun Franz Stein Kleintalers Abschweifungen, „was für eine Ausbildung hat denn Marianne? Vielleicht habe ich wirklich was für sie."

„Sie hat eine komplette Ausbildung als Verwaltungsfachangestellte. Vor unserer Ehe war sie am Krankenhaus in Wegscheid angestellt."

„Das ist ja super! Eine meiner Mitarbeiterinnen ist zum ersten Januar in Mutterschutz gegangen und wird nach der Entbindung erst einmal ein paar Jahre in Elternzeit gehen. Ich brauche Ersatz. Aber gib mir bitte mal deine Gattin, dann kann ich alles Wesentliche gleich mit ihr besprechen, aber dich brauche ich dann auch noch einmal."

Der Kommissar reichte das Smartphone seiner Frau. „Hallo, Franz, dir noch ein gutes neues Jahr. Hast du wirklich eine Stelle für mich?"

„Neujahrsgrüße zurück! Ich brauche eine Kraft mit sicheren Computerkenntnissen, die sich mit Qualitätsmanagement und Hygienesicherung auskennt. Wenn du dir das zutraust, kannst du schon am Montag anfangen. Allerdings kann ich dir nur vierundzwanzig Wochenstunden anbieten, du weißt ja, der Landkreis muss sparen. Aber vielleicht ist das mehr als du erwartest."

„Meine Computerkenntnisse sind auf dem neuesten Stand, mit Hygienesicherung war ich in Wegscheid betraut, aber das ist schon eine Zeitlang her. QM ist neu für mich, aber wenn du mir ein paar Wochen Zeit zur Einarbeitung gibst, tue ich mein Bestes. Und drei Tage in der Woche passen genau, du weißt doch, mein geliebter Ehegatte will ja auch noch etwas zu essen bekommen."

„Dann, Frau Kleintaler, willkommen im Team!", beglückwünschte sie Franz Stein, und er erinnerte sie dabei an den Chefarzt in der einst so berühmten „Schwarzwaldklinik". „Marianne, komm am Montag um zehn Uhr in mein Büro, ich lasse bis dahin den Vertrag fertigmachen."

„Danke, Franz, ich freue mich riesig, tschüs bis Montag", jubelte Marianne und gab das Smartphone ihrem Ehemann zurück.

„Du hast meine Frau sehr glücklich gemacht, Franz, danke, aber was gibt es denn noch?"

„Ich wollte nur deine Meinung zu der kommenden Kommunalwahl hören. Bleibt Fritz Keppler Bürgermeister oder hat der junge Banker aus dem Gäuboden eine realistische Chance?" Franz Stein spielte auf den jungen Herausforderer Heinrich Herzog an, der als Überraschungsgegenkandidat zu dem Amtsinhaber von einer Wählergemeinschaft aus dem Hut gezaubert worden war.

„Normalerweise, Franz, müsste es Fritz Keppler noch einmal schaffen, immerhin gehört er so zu sagen der bayerischen Staatspartei an, aber er hat sich halt in den vergangenen sechs Jahren schon einiges geleistet. Schau dir nur meine Dreisesselstraße an. Wir wohnen hier schon seit Jahrzehnten, aber das einzige, was sich ändert, sind die Schlaglöcher. Die werden von Jahr zu Jahr größer und tiefer. Sparen und nur sparen kann nicht das Allheilmittel sein. Er ist in der vergangenen Legislaturperiode nicht nur immer grauer geworden, sondern auch dünnhäutiger. Frag mal seine Mitarbeiter, was da im Rathaus für ein Ton herrscht. Also für frischen Wind würde der junge Herzog schon sorgen. Aber ich glaube, dass die Waldkirchner ihr Kreuzchen dorthin setzen, wo sie es schon immer hingesetzt haben. Gemäß dem Wahlspruch: „Der Herrgott wird's schon richten". Aber, Franz, du bekommst ja auch einen neuen Chef. Der stets mallorcabraune Matthes Mandl tritt ja nicht mehr an. Stattdessen soll's ein junger Schullehrer, der Vinzenz Lochner richten, auch von der bayerischen Staatspartei. Der soll ja mit dem Freyunger Bürgermeister dick befreundet sein. Ich fürchte, dass aus der Stadt mit dem Ypsilon noch einiges auf uns zukommen wird."

„Ich glaube, dass du Recht haben könntest, und mir ist nicht sehr wohl dabei. Du weißt ja, drei Krankenhäuser sind in unserm Landkreis effektiv zwei zu viel. Das ist so, und das Kostendämpfungsgesetz hat schon 2008 und erst im letzten Jahr die Schließung kleiner Krankenhäuser gefordert. Allerdings schreibt das meine – im Gegensatz zu den beiden anderen – noch immer schwarze Zahlen. Aber blicken wir positiv in die Zukunft: Der Stadtrat hat gerade beschlossen, in diesem Jahr die Gebühren für Strom, Wasser und Abwasser nicht zu erhöhen. Ob das was mit der Kommunalwahl zu tun hat?", kicherte Franz Stein. „Ich wünsche euch noch ein schönes Wochenende, und jetzt besuche ich mal mein Krankenhaus."

Nachdem das Gespräch beendet war, nahm Georg Marianne in den Arm, sah ihr tief in die Augen, gab ihr einen dicken Kuss auf den Mund und sagte leise: „Glückwunsch, Marianne, jetzt wirst du Landkreis-Angestellte. Hoffentlich hast du dich richtig entschieden."

Waldkirchen, Sonntag, 16. März 2014

Kommissar Kleintaler hatte Wochenenddienst und entsprechend schlecht war seine Laune. Der Tag hatte aber auch schon wirklich mies begonnen. Morgens um zehn Uhr hatte ihn der Hausmeister des Johannes-Gutenberg-Gymnasiums angerufen und ihm eine größere Sachbeschädigung gemeldet. Er hatte beim Schneeräumen festgestellt, dass die beiden Regenrinnen im Innenhof des Gymnasiums massiv beschädigt worden waren. Die Täter hatten eine Holzbank aus ihrer Verankerung gerissen und damit die Regenrinnen platt geschlagen. Als Kleintaler zum Tatort kam, traf er neben dem Hausmeister des Gymnasiums auch den der Förderschule an. Der hatte eine besondere Überraschung bereit, denn die beiden jugendlichen Täter hatten ihre Schandtaten auch noch gefilmt und die Bilder in ein soziales Netzwerk gestellt. Kleintaler kannte die beiden Intelligenzbestien schon von früheren kleinkriminellen Handlungen, ließ sie von zwei Streifenbeamten festnehmen und verhörte sie anschließend. Da sie sich gegenseitig ein – zwar offensichtlich falsches – aber dennoch ein Alibi gaben, musste er sie vorerst wieder ihren Eltern übergeben.

Am frühen Nachmittag erhielt er von einem Waldkirchner Wahlhelfer, der sich gerade auf dem Weg in sein Wahllokal im Bürgerhaus befand, einen Anruf, dass ein betrunkener junger Mann auf dem Marktplatz Spaziergänger anpöbelte und sogar vor die Tür des Traditionswirtshauses „Meindl", in das schon der Schriftsteller Hans Carossa eingekehrt war, gepinkelt hatte. Da seine zwei diensthabenden Streifenbeamten gerade dabei waren, den dreisten Diebstahl eines Buchenstammes zu bearbeiten, war er selbst in den Markt gefahren, hatte den Betrunkenen festgenommen und zur Ausnüchterung in der Dienststelle behalten.

Das Beste sollte aber noch folgen. Kurz vor Dienstende erschien ein junger Mann in seinem Büro, um Anzeige gegen Unbekannt zu erstatten. Der 16-Jährige hatte schon im Herbst des vergangenen Jahres eine Freundschaftsanfrage in seinem sozialen Netzwerk erhalten, offensichtlich von einer sehr attraktiven US-Amerikanerin. Im Laufe der Zeit hatte diese Internetbekannte eine emotionale Bindung zu dem Auszubildenden aufgebaut. Als sie kurze Zeit später Geld für eine angebliche Erbschaft brauchte, überwies der Azubi ihr 1000 Euro. Kurz darauf wollte die Internet-Liebe des Jugendlichen angeblich nach Deutschland auswandern. Und erneut überwies der verliebte junge Mann ihr 1000 Euro. Am Tag der Auswanderung hatte sie jedoch einen Autounfall, und zum dritten Mal überwies der Azubi 1000 Euro. Das Geld hatte er angespart, um damit seinen Führerschein zu finanzieren. In den letzten Wochen war er misstrauisch geworden, weil er längere Zeit nichts mehr von seiner Liebsten gehört hatte. Er wollte deshalb sein Geld zurückfordern und Anzeige erstatten. Da er jedoch keine Kontonummer und auch keinen richtigen Namen der Dame nennen konnte und er außerdem das Geld nicht per Überweisung, sondern als iTunes-Gutscheine geschickt hatte, konnte ihm Kommissar Kleintaler wenig Hoffnung machen, das Geld und die Internet-Bekanntschaft jemals wiederzusehen.

Kommissar Kleintaler hatte diesen Sonntag gerade zum „Welttag der individuellen Dummheit" erhoben, als kurz nach 19 Uhr das Telefon klingelte. Franz Stein war am Apparat. Er klang sehr aufgeregt. Grüß dich, und jetzt rate mal, wer der neue Bürgermeister in Waldkirchen ist", platzte er los. Noch bevor der Kommissar überhaupt antworten konnte, fuhr der Arzt fort: „Der junge Gäuboden-Banker, der Heinrich Herzog hat es tatsächlich geschafft. Einhundert und eine Stimme hat er mehr bekommen als der Fritz Keppler. Ich war gerade auf ein schnelles Bier beim Sonntagsstammtisch, was meinst du, wie die Mitglieder der bayerischen Staatspartei fluchen. Vor lauter Entsetzen haben die sogar das Trinken vergessen. Es wird natürlich kein leichtes Regieren für den Neuling, vermutlich wird er auf die Stimmen der Staatsparteiler im Stadtrat angewiesen sein, aber wenn er es schlau anstellt, schmiedet er ein Bündnis mit den Stadträten der kleineren Fraktionen. In der Landkreis-Staatspartei herrscht schierer Unglaube, sie wollen die Niederlage von Fritz Keppler einfach nicht wahrhaben. Dabei hätten sie doch allen Grund zum Jubeln. Mich hat vor wenigen Minuten erst ein Kollege aus dem Freyunger Krankenhaus angerufen. Der Vinzenz Lochner ist neuer Landrat. Aber er und sein Freyunger Bürgermeisterfreund müssen vor Wut geschäumt haben, weil die Waldkirchner so unverschämt gewählt haben. Schos, Waldkirchen geht spannenden Zeiten entgegen. Und gewusst hat das alles im Voraus der Heimatverein Auerbach, denn die geben momentan das Stück „Der Schöne und das Biest". Ich bin gespannt wie die Rollenverteilung aussieht." Franz Stein lachte über seinen gelungenen Witz. „So, und jetzt wünsche ich dir einen geruhsamen Feierabend, denn dein Dienst müsste ja langsam zu Ende sein. Und grüß mir Marianne recht schön."

„Stichwort Marianne! Wie macht sich meine Frau denn so in ihrem neuen Beruf? Mit mir spricht sie ja kaum darüber. Allerdings macht sie auf mich einen sehr zufriedenen Eindruck."

„Sie macht das alles wirklich sehr gut. Sie hat sich schnell und umfassend in den Bereich Qualitätsmanagement eingearbeitet, und Hygienesicherung war für sie ja nichts wirklich Neues. Sag ihr einen schönen Gruß, und trink ein Weißbier auf den neuen Bürgermeister."

Kommissar Kleintaler nahm sich vor, dem Rat seines Freundes Folge zu leisten, es aber nicht bei einem Weißbier bewenden zu lassen.

Waldkirchen, Dienstag, 19. August 2014

Georg Kleintaler betrat morgens gegen sieben Uhr sein Büro in der Polizeistation im Ratzinger Weg und fuhr seinen Rechner hoch. Er studierte die am Vortag eingegangenen Meldungen. Vormittags gegen zehn Uhr hatte ein PKW-Fahrer beim Abbiegen von der Bahnhofstraße in Richtung Marktplatz die Straße noch zügig überqueren wollen. Dabei war er in einem zu engen Bogen und deutlich zu schnell abgebogen und war gegen die Fußgängerampel gegenüber eines Fast-Food-Lokals gestoßen. Diese wurde durch den Aufprall aus ihrer Verankerung gerissen, und da alle Ampeln miteinander vernetzt sind, fiel die gesamte Anlage aus. Die Kollegen hatten den Vorfall sehr ordentlich protokolliert.

Ein weiterer Fall entlockte dem Kommissar ein Lächeln. Vor einigen Wochen hatte ein Richardsreuter Bürger angezeigt, dass ihm aus seinem Garten eine zirka einen Meter hohe Kiefer und ein rund einen Meter fünfzig hoher Kugelahorn ausgegraben und entwendet worden waren. Beide Bäume hatte er mit einem gelben Band an einem Pflanzstock befestigt. Bei einem Spaziergang durch Erlauzwiesel hatte er am vergangenen Sonntag in einem Vorgarten die beiden Bäume stehen sehen und sie anhand der gelben Bänder erkannt. Auf seine Anzeige hin waren zwei Kollegen ausgerückt, um den Vorfall zu klären. Da der neue Edelbaumbesitzer nicht nachweisen konnte, dass er die beiden Bäume rechtmäßig erworben hatte, droht im nun eine Anzeige wegen Diebstahls.

Über dem nächsten Fallprotokoll befand sich ein roter Vermerk: Unfallhergang noch nicht geklärt. Gegen 18 Uhr war ein aus Richtung Jandelsbrunn kommender PKW mit hoher Geschwindigkeit mit einem aus Wollaberg kommenden, in die Staatsstraße 2131 einbiegenden Traktor zusammengestoßen. Dabei wurden die beiden Insassen, Johanna Nebel und ihre Tochter Katharina schwer verletzt. Sie wurden mit dem Notarztwagen in das Krankenhaus nach Waldkirchen gebracht. Der Fahrer des Traktors, der 41-jährige Landwirt Otto

Braun aus Wollaberg, der den PKW offenbar völlig übersehen hatte, blieb unverletzt, konnte aber, da er unter Schock stand, noch nicht vernommen werden. Gegen ihn wurde Anzeige erstattet.

Der Kommissar betrachtete die Bilder von der Unfallstelle. Es war nicht der erste schwere Unfall, der sich dort ereignet hatte. Die junge Mutter und ihre Tochter hatten noch Glück im Unglück gehabt. Die Fahrerin hatte das Lenkrad offensichtlich im letzten Augenblick herumgerissen, so dass sie nur gegen das große Hinterrad des Traktors und nicht gegen die Frontschaufel gestoßen war. Kleintaler sah auf die Uhr, es war Viertel vor acht. Er beschloss, zunächst den Wollaberger Landwirt zu vernehmen und sich dann im Krankenhaus nach dem Zustand der beiden Verletzten zu erkundigen. Vielleicht könnte er anschließend mit Marianne zu Mittag essen.

Kleintaler stieg in seinen alten VW-Passat und rollte vom Hof der Polizeidienststelle. Er bog links in die Bannholzstraße ein und anschließend, unterhalb des Fachgeschäftes für Tiernahrung, rechts in Richtung Jandelsbrunn ab. Der Kommissar hatte das Seitenfenster heruntergelassen und genoss die noch kühle Morgenluft. Es würde heute wieder ein sehr heißer Tag werden. Das bereits gelbe Laub und die vollen roten Früchte der links und rechts den Zubringer eskortierenden Ebereschen kündigten bereits den nahenden Herbst an. Kleintaler genoss die Fahrt, genoss den Anblick der landwirtschaftlich genutzten Natur. Der Mais stand bereits sehr hoch, bald würden die Grünflächen das letzte Mal im Jahr gemäht und das Grüngut als Silofutter eingetütet werden. Nach den „Ertrunkenen Wäldern", nach der Reichermühle steuerte er den Wagen nach Wollaberg. Er sah die deutlichen Kreidemarkierungen seiner Kollegen an der Unfallstelle. Der Kommissar kannte den Braun-Hof gut. Es war der letzte große Bauernhof, rechts am Ortsausgang gelegen. Kleintaler parkte seinen Wagen kurz nach der Toreinfahrt im großen Innenhof des Jahrhunderte alten Vierseithofes. Er stieg aus und ging auf das Bauernhaus zu. Kurz bevor er an der alten Eingangstür anklopfen konnte, öffnete sich diese und eine junge Frau trat heraus. Kleintaler zog seinen Dienstausweis hervor.

„Guten Morgen, mein Name ist Kleintaler, Kommissar Kleintaler, kann ich bitte Herrn Otto Braun sprechen?"

„Guten Morgen, ich bin die Angelika Braun, der Otto ist mein Mann. Ich weiß, warum Sie hier sind. Es ist alles so fürchterlich. Die Frau und ihre Tochter tun mir so leid. Hoffentlich sind sie nicht zu schwer verletzt. Ich will sie heute noch im Krankenhaus besuchen, wenn ich darf." Die junge Frau begann leise zu weinen. „Müssen Sie meinen Mann jetzt mitnehmen?", fragte sie nach einem kurzen Schweigen, das nur von leisem Schluchzen unterbrochen wurde. „Wissen Sie, der Otto hat heute Nacht kein Auge zugemacht, und jetzt sitzt er in der Stube und sinniert. Und ich weiß nicht, wie es weitergehen soll. Der Schlepper wird noch untersucht und muss dann repariert werden, und wir sind mitten in der Ernte. Die Nachbarn haben mir heute früh – Gott sei Dank – schon beim Füttern geholfen. Fünfundachtzig Kühe fressen schon was weg.

Kleintaler sah sich um, und ihm wurde jetzt klar, was ihm beim Einfahren in den alten Bauernhof aufgefallen war. Es war der neu erbaute Boxenlaufstall mit dem sich in Richtung Heindlschlag erstreckenden Freilaufgelände.

„Frau Braun, ich werde Ihren Mann nicht mitnehmen, ich muss nur ein Protokoll aufnehmen. Er hat den Unfall ja nicht mutwillig verursacht und er hatte auch keinen Alkohol im Blut, das steht bereits fest. Aber er stand ja gestern Abend unter Schock und war nicht vernehmungsfähig, deshalb möchte ich ihn jetzt befragen. Würden Sie mich bitte zu ihm bringen."

„Kommen Sie bitte mit, Herr Kommissar." Angelika Braun wandte sich um, und Kleintaler sah eine sehr weibliche Figur, die ihre blauen Jeans und ihr gelbes Poloshirt gut ausfüllte. Sie hatte ihre blonden Haare zu einem dicken Zopf geflochten, der bis tief in den Rücken reichte. Ihre Füße steckten barfuß in gelben Crocs. Sie öffnete die Eingangstür und anschließend auf der rechten Seite die Tür in eine große und niedrige Bauernstube. An einem massiven, quadratischen Holztisch saß Otto Braun, den Kopf in die Hände gestützt. Er hatte die Eintretenden noch nicht bemerkt. Seine Frau streichelte ihn mit einer zärtlichen Geste an der Schläfe. „Otto, das ist Kommissar Kleintaler, er will dich sprechen."

Der Landwirt drehte sich zu Kleintaler um. „Nehmen Sie bitte Platz, Herr Kommissar. Sie wissen gar nicht, wie entsetzlich leid mir dieser Unfall tut. Ich würde alles geben, ihn ungeschehen zu machen."

Angelika Braun hatte Kleintaler einen Stuhl hingeschoben und fragte nun: „Darf ich Ihnen einen Kaffee anbieten? Ich habe gerade einen frischen aufgebrüht. Willst du auch einen, Otto?" Ihr Mann nickte stumm und wenig später standen zwei große Haferl dampfenden Kaffees auf dem alten Bauerntisch. Kleintaler nahm sein Smartphone aus der Gesäßtasche seiner Hose, stellte die Diktierfunktion auf Aufnahme und begann die Befragung:

„Montag, 19. August 2014, 08.15 Uhr: Befragung: Otto Braun zum Unfallhergang vom 18.8.2014. Aktenzeichen ..."

„Herr Braun, bitte schildern Sie mir, wie es gestern Abend zu dem Unfall kam." Stockend und leise begann der Landwirt zu sprechen.

„Ich habe am späten Nachmittag noch Grünfutter auf meiner Wiese am Kreuholz geschnitten und es dann mit dem Ladewagen hierher zum Stall gebracht. Kurz nach dem Melken habe ich festgestellt, dass mir das Silofutter nicht reicht. Also habe ich kurz vor 18 Uhr den Ladewagen abgehängt und wollte zu meiner Wiese in Richtung Zimmermandling fahren, denn dort lagere ich meine Silo-Binkel. Sie wissen was ich meine?" Kleintaler nickte und Otto Braun fuhr fort. „Bei der Auffahrt zum Zubringer hat sich plötzlich der Frontlader gesenkt. Vermutlich bin ich mit dem Knie an den Schalthebel gekommen. Ich bin erschrocken und deshalb schon zu weit in den Zubringer gerollt. Dann sah ich den PKW auf mich zurasen und ich hab Gas gegeben, um auf die Gegenfahrbahn auszuweichen. Aber da hat es schon gekracht. Und dann weiß ich nichts mehr."

Kleintaler schaltete das Diktaphon ab und nahm einen Schluck Kaffee. „Herr Braun, zunächst einmal vielen Dank für die ehrliche Darstellung des Unfallhergangs. Ich weiß, ich kann Sie nicht trösten, aber vielleicht hilft es Ihnen, wenn ich Ihnen sage, dass die Fahrerin und ihre Tochter zwar schwer, aber nicht lebensbedrohlich verletzt sind. Vielleicht hilft Ihnen auch die Ablenkung durch die Arbeit. Das ständige Nachdenken über das Geschehene macht den Unfall leider nicht rückgängig."

„Herr Kleintaler, was passiert jetzt mit meinem Mann?" Angelika Braun war leise an den Tisch herangetreten.

„Wenn alle Protokolle und die Sachverständigengutachten eingegangen sind, geht die Sache an die Staatsanwaltschaft in Freyung und dort wird sich ihr Mann einem Verfahren stellen müssen. Über das Strafmaß entscheidet dann der zuständige Richter, aber ich denke, er wird Milde walten lassen."

Kleintaler bedankte sich für den Kaffee, verabschiedete sich und fuhr in seine Dienststelle zurück. Nachdem er die Aussage Otto Brauns protokolliert hatte, war es kurz vor Zwölf. Er hatte Recht behalten, es war ein heißer Sommertag geworden, denn mittlerweile war die Außentemperatur auf 29 Grad gestiegen, wie dem Kommissar ein Blick auf das Thermometer vor seinem Bürofenster bestätigte. Er rief Marianne an und fuhr zum Krankenhaus, um sie zum Mittagessen abzuholen. Ihre Stimme hatte irgendwie merkwürdig geklungen. Er parkte seinen Wagen an der alten Förderschule und begab sich zum Eingang. Als er durch die sich automatisch öffnende Glastür ins Krankenhaus eintrat, wurde er von einem mittelgroßen, schwarzhaarigen Mann angerempelt, der ohne sich zu entschuldigen davon rannte. Kleintaler sah ihm nach und hörte, dass er ständig den Satz wiederholte: „Oh Gott, das darf doch nicht wahr sein! Diese Mörder! Diese verdammten Mörder!"

Dann kam auch schon Marianne. Sie sah betrübt aus. Sie hauchte ihm einen flüchtigen Kuss auf die Wange, nahm ihn an der Hand und sagte: „Lass uns schnell gehen, Schos, ich muss dir was Schreckliches erzählen, wir hatten heute Nacht zwei Todesfälle".

Auf dem Weg in „Meindls" Biergarten schluchzte sie mehrmals laut auf und schüttelte verständnislos ihren Kopf. Erst am Marktbrunnen vor dem großen Modehaus schien sie sich langsam wieder beruhigt zu haben. Als die Getränke vor ihnen auf dem Tisch standen, senkte sie ihre Stimme und begann zu erzählen.

„Stell dir vor, wie gesagt, bei uns hat es heute Nacht zwei Todesfälle gegeben. Gestern Abend sind eine junge Frau und ihre kleine Tochter nach einem Unfall auf dem Zubringer bei uns eingeliefert worden. Die Gerlinde Weiß, die OP-Schwester, hat mir heute Morgen noch erzählt, dass die Verletzungen bei beiden nicht lebensbedrohlich waren. Sie wurden beide ins künstliche Koma versetzt, und dann hat der Franz Stein die Frau operiert und der Mikolaj Kasavery, der neue polnische Chirurg, das fünfjährige Mädchen. Irgendetwas muss dann schief gegangen zu sein, denn beide sind kurz nach der OP oder vielleicht schon während der Operation verstorben. Ist das nicht entsetzlich?" Marianne Kleintalers Augen füllten sich mit Tränen. „Mit dem Franz will ich nicht darüber sprechen und die Gerlinde redet ja nicht aus. Ich werde mich heute Nachmittag mal vorsichtig umhören, schließlich bin ich ja für die Hygienesicherung zuständig. Vielleicht erfahre ich, was genau passiert ist."

„Ich war heute Morgen noch bei dem Unfallverursacher. Er war fix und fertig. Oh Gott, er weiß noch gar nicht, dass die beiden tot sind. Hoffentlich verkraftet er das. Ich muss nach der Mittagspause gleich die Frau Braun anrufen, die will die Unfallopfer heute Nachmittag besuchen.

Der Kommissar brachte seine Frau nach der Mittagspause zum Krankenhaus zurück und fuhr selbst in seine Dienststelle. Er rief die junge Bäuerin in Wollaberg an und überbrachte ihr die traurige Nachricht. Sie versprach diese ihrem Mann schonend beizubringen. Er verbrachte den restlichen Arbeitstag schwitzend mit dem Papierkram, der ja auch erledigt werden wollte. Der Vorfall im Krankenhaus ging ihm jedoch nicht mehr aus dem Kopf.

Endlich war Feierabend. Kleintaler saß im Schatten seiner Markise auf der Terrasse und genoss die allmählich einsetzende abendliche Kühle. „Marianne, bringst du mir bitte noch ein Weißbier aus dem Kühlschrank mit?" Marianne kam mit einem Glas Weißwein und einem frischen Weißbier aus der Küche und nahm neben ihm Platz. „Und, hast du etwas rausgebracht? Weißt du, warum die beiden gestorben sind?"

„Eher nicht, ich habe deswegen heute Nachmittag schon meine Fühler ausgestreckt, aber ich bin nur auf eine Mauer des Schweigens gestoßen. Angeblich waren die Verletzungen doch schwerer, als zunächst angenommen wurde. Innere Blutungen, Organversagen, schwere Schädel-Hirnverletzungen kursieren als Todesursache. Allen Kolleginnen und Kollegen geht das Schicksal der beiden, vor allem das des Kindes, sehr nahe. Aber in einem Krankenhaus wird halt auch gestorben, das ist die gängige Meinung. Schos, das hätte ich ja beinahe vergessen. Franz Stein musste dem Ehemann der Verstorbenen die schreckliche Nachricht überbringen. Der war heute Vormittag im Krankenhaus und ist völlig zusammengebrochen. Er hat geschrien und getobt, hat den Franz als Mörder bezeichnet und ist dann schluchzend aus dem Krankenhaus gerannt. Vielleicht hast du ihn sogar noch gesehen." Kleintaler erinnerte sich und nickte gedankenverloren.

Er nahm einen Schluck von seinem Weißbier, dann klingelte sein Smartphone. Franz Stein war am Apparat.

„Grüß dich, ich kann mir denken, warum du anrufst, ich hab schon von Marianne gehört, was bei dir im Krankenhaus passiert ist. Das ist ja entsetzlich. Wie kann ich dir helfen?"

„Indem du mir zuhörst. Ich muss mit dir reden. Vertraulich. Auch Marianne darf nichts erfahren. Geht das?"

„Selbstverständlich. Ich gehe in mein Arbeitszimmer, dort können wir uns ungestört unterhalten." Kleintaler stand auf, er legte den Zeigefinger an seine Lippen und gab Marianne zu verstehen, dass er jetzt nicht gestört werden wollte. Eine Minute später konnte der Chefarzt berichten.

„Schos, dieses Gespräch bleibt unter uns. Aber ich muss mit jemanden darüber reden, und du bist mein bester Freund. Ich weiß nicht, was dir Marianne erzählt hat, also beginne ich am besten von vorne: Gestern Abend wurden so gegen halb sieben Uhr die beiden Unfallopfer, eine junge Frau und ihre fünfjährige Tochter, bei uns eingeliefert. Sie waren schon notärztlich versorgt worden, ihr Zustand war stabil. Ich untersuchte die junge Frau, Dr. Kasavery das fünfjährige Mädchen. Dann wurden die beiden Operationssäle fertig gemacht. Die Verletzten wurden ins künstliche Koma versetzt, das ist üblich, damit wir in aller Ruhe operieren können. Natürlich waren die Verletzungen etwas schwerer als zunächst angenommen, besonders bei der Frau, aber nicht lebensbedrohlich. Wir begannen zu operieren. Dann aber passierte etwas völlig Ungewöhnliches. Plötzlich war der Strom weg. Totalausfall. Die Türen der OP-Säle verschlossen sich. Die Notbeleuchtung ging an. Spätestens jetzt hätte die Notstromversorgung anspringen müssen. Das tat sie aber nicht. Wir haben normalerweise auch für solche Fälle vorgesorgt. Meine OP-Schwestern und die beiden Anästhesistinnen reagierten schnell und beatmeten die beiden Verletzten manuell. Aber es war dennoch schon zu spät. Der Sauerstoffausfall hatte zu lange gedauert. Als der Strom wieder kam, war der Hirntod bei beiden bereits eingetreten. Obwohl ich weiß, warum sie gestorben sind, musste ich auf dem Totenschein „Nicht natürlicher Tod" attestieren."

„Und was heißt das jetzt?", unterbrach Kleintaler seinen Freund.

„Das bedeutet zunächst, dass die beiden Verstorbenen zur Obduktion in die Pathologie P2 an die LMU nach München kommen. In der Autopsie wird dann die genaue Todesursache festgestellt. Und ich bin mir sicher, dass die zu dem gleichen Ergebnis kommen werden wie ich: toxische Hypoxie, also Herzstillstand aufgrund völliger Unterversorgung des Gehirns mit Sauerstoff. Ich habe mich heute an die Krankenhausverwaltung gewandt und den Fall angezeigt. Der geht jetzt zunächst an die Staatsanwaltschaft in Freyung."

„Welche Folgen kann das für dich haben?", unterbrach Kleintaler seinen Freund erneut.

„Für mich relativ geringe. Einen Kunstfehler kann man weder Dr. Kasavery noch mir nachweisen. Es war ein Unfall, der Strom blieb viel zu lange weg, dafür gibt es Zeugen, unser gesamtes OP-Team. Ich schätze, dass es eine kriminaltechnische Untersuchung unserer OP-Säle geben wird. Zuständig dafür ist die Kripo in Passau. Parallel dazu wird eine hausinterne Untersuchung angeordnet werden. Ich habe den Vorfall schon Walter Nargang gemeldet, der bei uns für Wartung und Instandsetzung der OP-Säle zuständig ist. Er hat mir versichert, dass er sich die OP-Säle – nach der Kriminaltechnik – mit seinen Leuten genau ansehen wird. Er hat mir aber auch versichert, dass diese erst im letzten Jahr gewartet und dabei keinerlei Sicherheitsmängel festgestellt wurden. Weißt du, so ein Stromausfall kann schon mal passieren. Bei einer Netzüberlastung oder bei einem schweren Gewitter. Mich macht nur stutzig, dass die Notstromversorgung nicht sofort angesprungen ist. Das ist merkwürdig. Und ich frage mich, ob das nicht noch einmal passieren kann? Und was dann? Wenn mein Krankenhaus nicht sicher ist, wird es dicht gemacht. Und das wäre sein Ende!"

„Franz, das alles klingt wirklich nach sehr sonderbaren Zufällen, die da zusammengekommen sind. Aber es ist gut, dass du den offiziellen Weg eingeschlagen hast. Nach Obduktion und kriminaltechnischer Untersuchung hast du Gewissheit, was genau passiert ist und musst dich nicht mit Schuldgefühlen plagen."

„Du hast Recht, ich muss mich auf die Ergebnisse der internen und der kriminaltechnischen Untersuchung verlassen und ich hoffe, dass das ein einmaliges Zusammentreffen unglücklicher Umstände war. Vielen Dank, dass du mir zugehört hast. Wir halten uns auf dem Laufenden. Und jetzt genieße du wenigstens noch deinen Feierabend, meiner ist schon im Eimer." Franz Stein legte auf.

Georg Kleintaler blieb noch eine Weile nachdenklich an seinem Schreibtisch sitzen. Er hatte gar nicht gewusst, dass Walter Nargang in der Krankenhausverwaltung tätig war. Er hatte ihn eher als religiösen Spinner in Erinnerung denn als einen trockenen Verwaltungsfachmann. Er wusste, dass Nargang sehr groß und sehr hager war, seine braunen Haare schulterlang und mittegescheitelt trug – „Jesus-Stil" nannte man das wohl – und er sich tatsächlich als neuzeitlichen Jünger Jesu betrachtete. In Waldkirchen munkelte man, dass er schon vor Jahren eine Jesus-Erscheinung gehabt hätte. Dabei habe dieser ihm befohlen, andere Jünger zu rekrutieren. Deshalb hatte Nargang einen Neu-Nazarener-Bund gegründet. Als Kleintaler ihm das letzte Mal begegnet war, hatte er ihn eher an einen missvergnügten Biber erinnert, als an einen Jünger des Herrn.

Nach diesen Überlegungen wollte Kleintaler wieder zu Marianne und zu seinem Weißbier zurückkehren, als sein Smartphone erneut klingelte. Und wieder war Franz Stein am Apparat.

„Entschuldige, wenn ich dich noch einmal störe, aber mir ist gerade etwas eingefallen, was ich sehr lange verdrängt hatte."

„Lass hören."

„Dir sagt der Begriff „Déjà-vu" sicher etwas, und das, was heute Nacht passiert ist, habe ich in ähnlicher Form schon einmal erlebt!"

„Wie bitte?"

„Es war Anfang der neunziger Jahre, ich war Assistenzarzt in einer Münchner Klinik. Eines Abends brachte eine sehr junge Frau, die verhärmt wirkte, ihre kleine Tochter in die Notaufnahme. Die Zweijährige war kaum bei Bewusstsein. Ein angeborener, aber nicht erkannter Herzfehler machte eine Notoperation unumgänglich, bei der ich assistierte. Dabei verursachte ein schweres Gewitter einen Stromausfall, und bis das Notstromaggregat einsetzte, war das Mädchen gestorben. Als ich der Mutter die Nachricht vom Tod ihrer Tochter überbracht habe, schrie sie andauernd „Ihr Mörder! Ihr habt meine Tochter umgebracht!" und rannte heulend aus dem Krankenhaus. In der ganzen Hektik hatte das Personal vergessen, die Daten der jungen Mutter sowie den Namen ihrer verstorbenen Tochter aufzunehmen. Die Frau verschwand unerkannt. Ich kann mich heute nicht mehr daran erinnern, wie sie aussah, ist ja alles viel zu lange her, ich weiß nur noch, dass mir, als sie ihren Regenmantel auszog, eine sternförmige Narbe an ihrem linken Unterarm auffiel. Schos, ich weiß nicht, was ich verbrochen habe, dass mir so etwas zweimal in meinem Leben passieren muss."

„Franz, trink ein Glas Wein und beruhige dich. Es gibt Zufälle im Leben, und das ist Zufall, da bin ich mir ganz sicher."

„Ich hoffe, dass du Recht hast. Vielen Dank, dass du mir zugehört hast." Dr. Franz Stein legte auf. Georg Kleintaler kehrte auf die kühle Terrasse zurück, aber die Lust auf ein zweites Weißbier war ihm vergangen.

Waldkirchen, Dienstag, Allerseelentag 2017

Ich merke erst jetzt, wie viel Kraft es mich gestern gekostet hat, den Beginn der Ereignisse niederzuschreiben. Das lag natürlich auch daran, dass ich damals, 2014, weniger an mögliche Verbrechen in Waldkirchen dachte, sondern mehr mit meinem neugeborenen Sohn Thomas zu tun hatte. Baden, Stillen Wickeln, auf's Kopperl warten, Schlafen legen. Wickeln, Stillen, auf's Kopperl warten, wegen Schafmangel ins Stillkissen beißen – ein schier endloses Hamsterrad – vervollständigt noch durch ständiges Waschen und Bügeln von Babykleidung. Endlich hatte ich nach einem halben Jahr das Stillen hinter mich gebracht, aber damit wurde mein Tagesablauf nicht gravierend verändert. Das Stillen wurde nur durch das Fläschchen-Geben ersetzt, der übrige Tagesablauf blieb der gleiche. Ich war nur noch müde, nur noch erschöpft. Die Grenzen unseres Kinderzimmers waren die Grenzen meiner Welt. In Felix, meinem Mann, hatte ich wenig Hilfe, denn seine Tischlerei konnte sich vor Aufträgen kaum retten. Öko-Möbel waren halt „in". Deshalb konnte ich mich an vieles aus den Aufzeichnungen Kommissar Kleintalers gar nicht erinnern. Aus diesem Grund habe ich im Internet recherchiert, in der damaligen Presse nach ergänzenden Artikeln gesucht und bestätigendes Material gefunden. In Erinnerung geblieben ist mir ein Ereignis, dem ich damals keine Bedeutung beimessen konnte, welches im Nachhinein aber Rückschlüsse zulässt, dass der Beginn :lieses Falles genauso gelagert war, wie es Kommissar Kleintaler vermerkt hatte.

Waldkirchen, Samstag, 13. Dezember 2014

„Wach endlich auf, du Schlafmütze, es ist schon fast Mittag und deine Männer haben Hunger!" Felix stand in der Schlafzimmertür und hatte Klein-Tommy auf dem Arm. Ich räkelte mich noch ein paarmal in meinem warmen Bett, während Felix die Jalousien hochzog. Strahlender Sonnenschein fiel ins Zimmer, ein wunderbarer Wintertag hatte begonnen. Ich stand auf.

„Kommt mal her ihr beiden Männer! Ich nahm Felix in den Arm und drückte ihm einen Kuss auf die Wange. „Danke, dass du mich hast ausschlafen lassen." Dann küsste ich Tommy auf die Stirn. „Danke, dass du so brav gewesen bist. Hunger habt ihr also", stellte ich, Felix wiederholend, fest, „naja kleiner Mann bei dir ist Abhilfe schnell geschaffen, wie wär es denn mit einem Gläschen Spaghetti Bolognese? Die mag mein Schatz doch so gerne." Ich nahm Tommy aus Felix' Arm. „Bei dir mein Liebling", wandte ich mich an meinen Ehemann, „dürfte es mit einem Gläschen Babynahrung nicht getan sein. Was möchtest du denn zu Mittag essen?"

„Was hältst du denn davon, Tina, wenn wir heute Vormittag nach Waldkirchen auf den Weihnachtsmarkt fahren? Ein bisschen Abwechslung tut uns sicher gut, und etwas zu essen finde ich dort auch."

„Prima Idee, wenn du Tommy fütterst, springe ich in der Zwischenzeit schnell unter die Dusche und dann sind wir spätestens in einer Stunde in Waldkirchen."

Und tatsächlich parkte Felix eine knappe Stunde später unseren Pickup an der Ringmauerstraße. Ich setzte Tommy, der in seinem Schneeanzug warm verpackt war, in seinen Winter-Buggy, und dann ging es über den Durchgang am großen Modehaus direkt zum Marktplatz. Das goldene Kreuz auf dem Turm des „Bayerwald-Doms" erstrahlte hell im Sonnenlicht. Für den kommenden dritten Advent war die Witterung überraschend mild, selbst der Wind, der sonst zwischen Büchl, Chorreihe und Oberem Marktplatz durch die Gassen pfiff, hatte seine Tätigkeit eingestellt. Vermutlich wollte er den Besuchern die angenehme Vorweihnachtsstimmung nicht verderben. Der große Marktbrunnen hatte Plätscherverbot, der Marktbach war trocken gelegt. Der obere Teil des ovalen Marktplatzes war nur durch ein paar karge Fichten geschmückt, der eigentliche Weihnachtsmarkt fand im unteren Teil statt. Dorthin schob Felix, schwer schnaufend, nun unseren Buggy durch die bremsenden Schneereste. Zwischen dem Schuhgeschäft und dem Schreibwarenladen gegenüber waren zehn kleine Holzbuden kreisförmig angeordnet, in denen Holzschnitzereien, Christbaumschmuck, Strickwaren, Süßigkeiten und Glühwein angeboten wurden. Der Weihnachtsmarkt war gut besucht, vermutlich wollten die Gäste die angekündigte Matinee der Stadtkapelle hören, die gerade Aufstellung genommen hatte. Die ersten Töne von „O Tannenbaum, o Tannenbaum…" erklangen.

„Tina, wollen wir beim Alfred was essen, ich glaube, unserem Tommy wird es hier zu laut?" Er lenkte den Buggy bereits in Richtung Baronhof. Zwischen dem Traditions-Fotogeschäft und einer kleinen Bankfiliale befand sich der Durchgang in den sogenannten Baronhof, dem Innenhof eines ehemaligen Brauerei-Anwesens, in dem sich heute einige kleine Geschäfte befinden.

„Ich glaube, dass es eher dir zu laut wird. Tommy scheint von der Musik ganz begeistert zu sein. Schau nur, wie er versucht mit zu dirigieren." Tommy hatte seine Hand aus dem Schafwollsack gezogen, bewegte sie im Takt der Musik und jauchzte vor Vergnügen.

„Okay, lassen wir ihm noch ein paar Minuten die Freude, aber dann brauche ich wirklich was zu essen." Felix gab sich geschlagen, und Tommy dirigierte auch noch „O du fröhliche …" mit.

Wenige Minuten später bogen wir in den Baronhof ein. Hier hatte sich ein kleiner, separater Weihnachtsmarkt gebildet, der aus einer großen Holzbude bestand, in der Alfred Eisner und sein Kompagnon Willi Konzelmann das Sagen hatten. Alfred Eisner gilt als Waldkirchner Original. Mit seiner Falsett-Stimme erteilte der fünfundsechzigjährige weißbärtige und weißhaarige Gastronom seinem Kompagnon Befehle: „Willi, zwei scharfe Rote mit Kraut und zweimal drei Nürnberger in der Semmel", während er geschickt Glühwein zapfte.

Vor dem kulinarischen Versorgungszentrum, das von zwei großen, mit hell leuchtenden Lichterketten geschmückten Weihnachtsbäumen eskortiert war, standen fünf lange, überdachte Tische rund um einen bullernden Holzofen. Von einem dieser Tische erscholl nun ein Schrei: „Tina,

Felix, hierher!" Ich blickte überrascht auf und erkannte meinen Ex-Vorgesetzten Georg Kleintaler, seine Frau Marianne und Dr. Franz Stein. Kleintaler winkte: „Hierher, Tina, hierher!" Felix hatte den Buggy schon an ihrem Tisch abgestellt. Nach einer sehr herzlichen Begrüßung fasste mich der Kommissar an den Schultern und sagte: „Lass dich ansehen, Tina, gut schaust du aus, ein bisschen voller bist du geworden, aber das steht dir sehr gut." Marianne hatte sich in der Zwischenzeit zu Tommy heruntergebeugt. „Groß bist du geworden, junger Mann." Und zu mir aufblickend fragte sie: „Wie alt ist er denn jetzt schon, Tina?"

„Zehn Monate, aber du kannst ihn ruhig aus dem Buggy nehmen, dann merkst du, wie schwer er bereits ist." Sie zog Tommy aus dem wärmenden Fellsack und setze ihn vor sich auf den Tisch. Tommy griff sofort nach ihrer übrig gebliebenen Semmel und steckte sie sich in den Mund.

„Tina, darf er das?", fragte Marianne erschrocken.

„Aber sicher doch, die schadet ihm nicht. Gib aber Obacht, dass er kein zu großes Stück erwischt."

„Das haben wir gern", mischte sich jetzt Dr. Stein ins Gespräch ein, „erst Kinder in die Welt setzen, ihnen dann aber nichts Gescheites zu essen geben." Er grinste über beide Backen.

„Welche kulinarische Köstlichkeit darf ich dir denn kredenzen, mein Schatz?", fragte mich Felix. „Ich probiere mal eine scharfe Rote."

„Das sieht dir ähnlich", lachte ich, „dann bring mir bitte die Nürnberger Bratwürste mit, aber ohne Sauerkraut."

„Ich gebe auf das unverhoffte Wiedersehen eine Runde Glühwein aus", lud Felix ein. „Wer bekommt was?

Nachdem Felix die Bestellung aufgenommen hatte, leitete er sie an Alfred Eisner weiter, der die Tassen füllte, während Willi Konzelmann die

Bratwürste zubereitete. Unterdessen spielte Marianne hingebungsvoll mit Tommy, der ununterbrochen brabbelte und mit Mariannes schwarzen Haaren spielte, die schon eine leichte graue Melierung bekommen hatten. Während Felix die blauen Glühweintassen auf den Tisch stellte und sich wieder zur Bratwurstbude begab, um die Speisen zu holen, hörte ich, wie Dr. Stein sich leise an Georg Kleintaler wandte: "Übrigens ist vor wenigen Tagen der Abschlussbericht der Staatsanwaltschaft eingetroffen. Die Obduktionen in München haben ergeben, dass beide nicht an den Folgen des Unfalls, sondern durch den Mangel an Sauerstoff ums Leben gekommen sind. Die kriminaltechnische Untersuchung der Passauer Kripo hat keinerlei Hinweise auf irgendeine Manipulation oder eine Fremdeinwirkung ergeben. Bei der Überprüfung setzte das Notstromaggregat sofort ein, als die Hauptversorgung unterbrochen wurde. Es war also ein einmaliger Zufall. Das macht die beiden aber leider auch nicht mehr lebendig. Ich habe daraufhin sofort Rücksprache mit dem Direktor des Waldkirchner Krankenhauses, mit Dr. Kilian gehalten, ob dieser Zwischenfall möglicherweise Auswirkungen auf mein Haus haben könnte. Er hat mir wortwörtlich versichert, dass er stolz darauf ist, in welch hervorragendem Zustand alle unsere drei Krankenhäuser sind. Er ist ebenfalls stolz auf die fachliche Qualität des Personals in allen drei Häusern und er sieht vor allem in der Spezialisierung große Chancen für die Zukunft, das heißt, wir werden uns in Waldkirchen auf Orthopädie, Endoprothetik und auf die Unfallchirurgie konzentrieren. Allerdings macht ihm die enorme Schuldenaufnahme für den Ausbau des Freyunger Krankenhauses Kopfzerbrechen, denn 24 Millionen sind kein Pappenstiel, vor allem, wenn es nur für die Hälfte davon Fördermittel gibt." Nach dem Gespräch habe ich erst einmal aufgeatmet, denn das heißt, dass der Fortbestand unseres Krankenhauses gesichert ist. „So, und jetzt muss ich leider gehen", verabschiedete sich Dr. Stein, „ich habe noch Dienst. Ich wünsche euch allen ein schönes Wochenende. Und Ihnen, Tina, herzlichen Glückwunsch zu Ihrem prächtigen Stammhalter. Wie ich sehe ist sein späterer Berufswunsch schon vorgezeichnet, er wird Friseur, so wie er mit Mariannes Haaren spielt. Marianne, gib auf deine Frisur Obacht, du brauchst sie noch." Lachend und winkend eilte Dr. Stein davon.

„So, Marianne, jetzt befreie ich dich mal von dem kleinen Ungetüm." Ich nahm Tommy und setzte ihn vor mich auf den Holztisch, ich biss ein kleines Stückchen Bratwurst ab, blies es kühl und schob es Tommy in den Mund. Überraschend ließ er sich das Stückchen schmecken und verlangte krähend nach mehr.

„Schos, wie geht es dir denn so? Kommst du ohne mich zurecht oder muss ich bald wieder meinen Dienst aufnehmen?"

„Es geht gerade so, allerdings wird mir ohne dich schon mitunter die Zeit lang, Tina. Außerdem warst du ja immer die Augenweide in unserer Dienststelle. Du kannst jederzeit wieder anfangen."

„Das fehlte ja gerade noch", mischte sich nun Felix in das Gespräch ein, „die Tina hat zuhause genug zu tun. Ich bin ihr keine große Hilfe, ich weiß vor Arbeit gar nicht wo ich anfangen soll. Außerdem, wenn der Tommy aus dem Gröbsten raus ist, dann müssen wir nochmal an die Familienplanung gehen. Gell, Tina!" Felix strich mir bei den letzten Worten zärtlich über die Haare. „Du siehst, Schos, ein paar Jahre musst du noch ohne meinen Liebling auskommen."

„Das mit der Familienplanung muss ich mir noch einmal genau überlegen, mein lieber Felix. Kümmere dich jetzt erst einmal um unseren Tommy, gib ihm aber nichts von deiner scharfen Roten. Ich muss mich noch mit meinem Ex-Vorgesetzten unterhalten." Während Felix Tommy auf den Arm nahm, wandte ich mich wieder an den Kommissar. „Ich will ja nicht neugierig sein, aber gibt es Probleme im Waldkirchner Krankenhaus? Ich habe ein bisschen was von eurem Gespräch mitbekommen. Hat Dr. Stein Schwierigkeiten?"

„Du erinnerst dich doch sicher noch an den Unfall im August, bei dem Mutter und Kind schwer verletzt wurden und dann bei einem Stromausfall im Krankenhaus gestorben sind. Die Medien haben das ja bis an die Grenze zur Geschmacklosigkeit ausgeschlachtet. Das scheint wirklich ein Unglücksfall gewesen zu sein. Alle Untersuchungen *kamen zu diesem Schluss. Das ist das eine, aber das andere kennst du ja sicherlich aus der Presse. Es wird ja schon laut darüber nachgedacht, dass drei Krankenhäuser in einem Landkreis mindestens eines zu viel sind. Jedoch schreibt dem Franz sein Krankenhaus schwarze Zahlen, während Freyung in eine Millionen-Schulden-Falle tappt. Eigentlich müsste man das Freyunger Krankenhaus dicht machen, aber das wird es politisch garantiert nicht geben. Der Franz sieht mir etwas zu positiv in die Zukunft, was sein Krankenhaus betrifft."*

"Liebling, du weißt schon, dass du gerade über meinen Arbeitsplatz sprichst", lachte Marianne, "ich habe erst vor einem knappen Jahr angefangen und da malt er das Menetekel an die Krankenhauswand. Ich möchte schon noch ein paar Jahre arbeiten – aber hier in Waldkirchen und nicht in Freyung. So, und jetzt holst du uns bitte noch einmal frischen Glühwein und für den kleinen Tommy einen Kinderpunsch."

"Halt, Marianne", konnte ich gerade noch intervenieren, "für Kinderpunsch ist unser kleiner Schatz doch noch ein bisschen zu klein, aber ich nehme gerne noch einen Bratapfelglühwein." Mein Ex-Vorgesetzter holte an der Versorgungszentrale Nachschub, und ich konnte den Alfred Eisner deutlich verstehen: "Schos, gerne, drei Bratapfel, gern und einen Glühwein, gern und noch eine scharfe Rote. Ist die für dich oder für den Felix, der hatte schon drei?"

Kurz bevor wir uns eine Stunde später von einander verabschiedeten, nahm mich mein Kommissar kurz beiseite und flüsterte mir ins Ohr: "Tina, einerseits würde mich sehr freuen, wenn du so schnell wie möglich wieder in den Dienst zurückkehren würdest, denn ich weiß, was ich an dir habe, andererseits soll der Polizeidienst deinem privaten Glück auf keinen Fall im Weg stehen. Ihr seid so eine tolle Familie mit dem kleinen Tommy. Marianne und ich haben uns das auch immer gewünscht, zwei, drei Kinder, aber es hat nicht sollen sein. Ich habe bezüglich dieser Krankenhausvorfälle ein sehr mulmiges Gefühl, ich glaube, die werden uns noch lange beschäftigen."

„Übrigens", fuhr er laut und für alle Umstehenden deutlich vernehmbar fort, „um die Zukunft unserer Waldkirchner Polizeidienststelle brauchst du dir keine Sorgen zu machen, vielleicht werden wir sogar zur Polizeiinspektion aufgestockt. Unser neuer Bürgermeister, der Heinrich Herzog, hat eine Resolution an den bayerischen Ministerpräsidenten und an den Landtag geschickt, weil er sich um die Sicherheit in Waldkirchen sorgt, und weil er eine eigene Polizeidienststelle haben will. Vielleicht Tina, wirst du dann dort mal Chefin."

Waldkirchen, Samstag, 21. März 2015

„Mein geliebter Ehegatte, du weißt schon, was heute für ein Tag ist?" Marianne stellte gerade einen großen Teller Rührei mit Schinken auf den Küchentisch. Der köstliche Duft veranlasste ihren Mann die Morgenzeitung sinken zu lassen.

„Frühlingsanfang, wenn ich mich recht erinnere", brummte er und schichtete sich vier Löffel davon auf seinen Frühstücksteller. Während er mit Hingabe Butter auf seine halbe Semmel strich, schüttelte Marianne ihren Kopf.

„Wie vergesslich könnt ihr Männer nur sein", schimpfte sie. Die verallgemeinernde Geschlechterkritik seiner Frau veranlasste ihren Mann dazu, sich sofort wieder in seine Morgenlektüre zu vertiefen. Nur eine kurze Weile, denn dann nahm ihm seine Frau die Zeitung resolut und endgültig aus der Hand. „Heute ist Tante Marthas erster Todestag. Deshalb denke ich, sollten wir zuerst auf ihr Grab gehen und ein paar Blumen niederlegen, und dann könnten wir nach Bernhardsberg zu ihrer Lieblingskapelle fahren, ihr noch eine Kerze anzünden und ein „Vater unser" beten. Schau raus, das Wetter ist wunderbar, ein richtig warmer Frühlingstag."

„Ich gebe mich geschlagen! Genauso machen wir es, aber lass uns bitte noch in aller Ruhe frühstücken, ich habe einen schrecklichen Kohldampf. Übrigens habe ich den Todestag Tante Marthas nicht vergessen, ich wollte meinen Liebling nur ein wenig ärgern."

„Ist schon gut, mein Ausredenkönig. Jetzt frühstücken wir gemütlich zu Ende, nur keinen Stress am Samstagmorgen."

Eine knappe Stunde später kauften sie im Blumenladen am Büchl einen bunten Frühlingsstrauß und stiegen dann den steilen Weg im Waldkirchner Friedhof hinauf bis zu Tante Marthas Grab.

„Marianne, schau dir nur die wunderbare Aussicht an: rechts der Haidel, dann der Lusen, dahinter der Rachel, selbst den Arber kann man im Hintergrund noch erahnen. Was für eine Aussicht! Und alle, die hier liegen, haben gar nichts mehr davon. Das wären Bauplätze, da kannst du glatt fünfhundert Euro für den Quadratmeter verlangen." Georg Kleintaler konnte sich vor Begeisterung über seinen eigenen Scherz kaum mehr beruhigen.

„Sei nicht pietätlos, Georg. Schau dir lieber Marthas Grab an, das müssen wir nächste Woche für das Osterfest herrichten. Da steht Arbeit an."

Kleintaler schwieg und nickte eifrig zu Mariannes Worten, denn wenn sie ihn schon mit seinem richtigen Vornamen anredete, dann hatte er es „knapp beieinander", wie der Volksmund hier so sagte, dann wurde es ernst.

Kurz darauf lenkte Kleintaler seinen alten Passat in Richtung Hauzenberg. Nach der Saußmühle schlängelte sich das graue Teerband steil bergan. In den Straßengräben lagen noch Schneereste, aber überall lugte schon das erste Grün hervor. Buschwindröschen zeigten ihre weißen Blüten, Palmkätzchen glänzten silbern in der Morgensonne. Kurz nach der Abzweigung Unholdenberg bog der Kommissar rechts nach Bernhardsberg ab, hielt sich gleich wiederum scharf rechts, um nicht in Richtung Bärnreuth zu fahren und lenkte dann seinen Wagen am neuen Feuerwehrhaus vorbei, durch den kleinen Ort hindurch, auf einen schmalen Feldweg und hielt vor einer kleinen Kapelle an, die unter einer großen, alten Linde vor mehr als einem Jahrhundert erbaut worden war. Marianne stieg aus und holte aus ihrer Handtasche eine kurze dicke Stumpenkerze und ein Feuerzeug. Georg Kleintaler drückte auf die Klinke der hölzernen Kapellentür und ließ Marianne eintreten. Eine andächtige Stille umgab die beiden. Die Kapelle war nur kärglich eingerichtet: vier schmale Sitzbänke, links an der Wand hingen nur wenige gerahmte Fotografien, die den Kreuzweg darstellten. Den einfachen, schmalen Altar schmückten kleine Votivgaben und einige gerahmte Mariengebete. Marianne zündete die Kerze an, stellte sie an den Altar, dann nahmen sie in einer Bank Platz und beteten gemeinsam das „Vater unser". Der Blick des Kommissars fiel auf ein schwarzes Wandbild auf der rechten Kapellenseite, auf dem mit goldenen Lettern folgender Text zu lesen war:

„Erbaut zu Ehren der Gottesmutter und zum Andenken an unseren einzigen Sohn Heinrich, Matrose auf der Gertrud, welche in der Nacht von dem 8.-9. März 1919, im 20. Lebensjahre, infolge eines Schiffszusammenstoßes den Tod in den Wellen fand. R.I.P. Die trauernden Eltern Maria und Johannes Weinbuch".

Nach dem Gebet betrachtete sich Kleintaler das Erinnerungsbild genauer und fragte Marianne: „Hat dir Tante Martha mal was von dieser Geschichte erzählt? Ich weiß so gut wie nichts davon, nur dass es in Waldkirchen ein paar Weinbuch-Häuser gibt, ich glaube im Ertlbrunn?"

„Schosi, lass uns draußen in die Sonne setzen, hier drinnen ist es ganz schön kalt." Marianne schüttelte sich fröstelnd. Rechts neben der Kapelle befand sich eine Holzbank, darauf ließen sich die beiden nieder und nachdem die Frühlingssonne bei Marianne ihr wärmendes Werk begonnen hatte, fing sie langsam zu erzählen an.

„Tante Martha hat immer gesagt: „Wer in Neidlingerberg oder in Bernhardsberg wohnt, muss die Geschichte dieser Kapelle kennen, weil es eine wirklich traurige Geschichte ist." Johannes Weinbuch war Maurergeselle und hat mit knapper Not den fürchterlichen Waldkirchner Stadtbrand von 1862 überlebt. Er wurde Baumeister und hat beim Wiederaufbau des Marktes viel Geld verdient. Zehn Jahre nach dem Stadtbrand hat er eine Susanne Bader aus Waldkirchen geheiratet, die damals kaum achtzehn Jahre alt war. Die Ehe blieb lange kinderlos, erst 1889 wurde sein Sohn Heinrich Christoph geboren, da war Johannes schon deutlich über fünfzig Jahre alt. Und tatsächlich kam eineinhalb Jahre später noch eine Tochter Katharina.

Heinrich Christoph wurde ebenfalls Maurer, und wie es halt so ist, wenn Tradition und Moderne oder Jung und Alt aufeinander stoßen, es gab andauernd Streit. Der Sohn trug sich schon länger mit Auswanderungsgedanken, er wollte halt auch „ins Amerika" und dort sein Glück machen. Die Emerenz Meier hat hier noch lange nachgewirkt. Dann, so munkelte man damals, habe er angeblich noch ein 16jähriges Mädchen geschwängert, was das Fass zum Überlaufen brachte. Heinrich Christoph floh Hals über Kopf nach Hamburg und heuerte dort als Matrose auf dem Gaffelschoner „Gertrud" an. In der Nacht vom 8. auf den 9. März kollidierte das Schiff mit dem aus New York einlaufenden Dampfer „Pennsylvania". Die „Gertrud" sank, sechs Besatzungsmitglieder kamen ums Leben, nur der Steuermann konnte gerettet werden. In Erinnerung an seinen Sohn ließ Johannes Weinbuch an dieser wunderschönen Stelle diese Kapelle erbauen. Ein Ort für Erinnerungen, ein Ort zum Innehalten."

„Das ist eine wirklich ergreifende Geschichte. Vor lauter Ergriffenheit habe ich schon wieder Hunger bekommen. Was hältst du davon, wenn wir in unsere liebe, prämierte Einkaufsstadt mit Herz zurückkehren und uns beim Italiener im Baronhof „Spaghetti Vongole" schmecken lassen? Die isst du doch so gerne."

„Du bist verfressen, Schos. Aber weil heute Samstag ist und wir so herrliches Wetter haben, darfst du mich gerne zum Essen ausführen. Aber sag, was meintest du eigentlich mit „prämierter Einkaufsstadt?"

Während der Kommissar seinen alten PKW nach Waldkirchen zurück steuerte, klärte er seine Ehefrau auf. „Unser schöner Markt wurde von einem Marktforschungsteam für die „Einkaufsatmosphäre in der Innenstadt" mit der Note 1,9 ausgezeichnet. Wenn das damals schon der Heinrich Christoph Weinbuch gewusst hätte, wäre er hier geblieben und hätte garantiert nicht auswandern wollen."

Marianne Kleintaler schloss die Haustür in der Dreisesselstraße ab und machte sich auf den Weg zum Krankenhaus. Tief sog sie die milde Frühlingsluft ein und lauschte dem Gezwitscher der Vögel, die sie auf ihrem Weg zur Arbeit mit Musik zu begleiten schienen. Es war ein sonnig-warmer Morgen, und Marianne betrat kurz vor acht Uhr gut gelaunt ihre Arbeitsstätte. Auf dem Weg zu ihrem Büro kam ihr Franz Stein entgegen. Marianne grüßte freundlich, aber der Chirurg schien sie gar nicht wahrzunehmen, sondern hastete den Flur entlang, um kurz darauf in seinem Büro zu verschwinden. Die Tür fiel laut ins Schloss. Marianne fuhr ihren Rechner hoch und sah auf die Uhr über ihrer Bürotür. 07.38 Uhr. Marianne runzelte die Stirn, irgendetwas stimmte nicht. Sie blickte auf ihre Armbanduhr: 07.55 Uhr, blickte auf den Rechner: 07.55 Uhr. Woher kam dieser Zeitunterschied? Alle Uhren im Krankenhaus wurden zentral gesteuert. Ein Verdacht keimte auf. Marianne dachte an den 18. August des vergangenen Jahres, dachte an Johanna und Katharina Nebel. Sie musste Klarheit haben. Ein Anruf im Schwesternzimmer bestätigte ihren Verdacht: Stromausfall um 07.12 Uhr, es hatte einen Toten gegeben. Marianne rief ihren Mann auf dem Smartphone an.

„Du musst sofort kommen, es hat hier im Krankenhaus erneut einen Stromausfall gegeben. Ein Mann ist bei seiner Hüftgelenksoperation gestorben. Bitte komm sofort!"

„Beruhige dich erst einmal. Mich hat gleich nach dem Vorfall der Franz angerufen. Ich bin gerade auf dem Weg zu euch. Ich will erst einmal genau wissen, was überhaupt passiert ist. Wenn ich mit dem Franz geredet habe, schaue ich auch bei dir vorbei. Okay? Bis gleich." Er legte auf.

Wenige Minuten später saß Kommissar Kleintaler seinem alten Freund gegenüber. Er hatte die Diktierfunktion seines Smartphones aktiviert.

„So, jetzt erzähl mir mal in aller Ruhe, was überhaupt passiert ist."

„Ich hatte heute Morgen eine Hüfte anstehen, das ist eine Routineoperation. Zugegeben, der Mann – Alfred Meixner hieß er – war zweiundsiebzig Jahre alt, stark übergewichtig und seine Pumpe war schon ein wenig angegriffen, aber er war voll narkosefähig. Das war alles abgeklärt worden. Ich hatte kurz vor sieben Uhr mit der OP angefangen, am seitlichen Oberschenkel die Muskulatur durchtrennt..."

„Bitte erspare mir die blutigen Details."

„Okay, also ich begann gerade den Oberschenkelknochen glatt zu fräsen, als die Fräse streikte. Ehe ich begriff, dass der Strom ausgefallen war, hatte Brigitte, meine OP-Schwester, schon auf Notstrom umgeschaltet, aber das Aggregat lief nicht an. Frau Dr. Blechinger, meine Anästhesistin, begann gleich darauf mit der manuellen Beatmung, aber für den Patienten kam jegliche Hilfe zu spät. Nach siebzehn Minuten war der Strom wieder da. Es war alles so wie letztes Jahr im August, nur dass damals die Notstromaggregate nach kurzer Zeit funktioniert hatten, diesmal versagten sie völlig."

„Du hast vermutlich schon den Krankenhausdirektor Dr. Kilian informiert und die Kripo eingeschaltet?"

„Alles schon erledigt, Schos, aber glaube mir, ich weiß nicht mehr, was ich denken soll. Erst im Dezember wurde mir von der Kriminaltechnik und von unseren Technikern bestätigt, dass die beiden OP-Säle im besten Zustand wären – und jetzt das. Wir haben sofort alle anstehenden Operationen nach Freyung und Wegscheid verschoben, aber ich frage mich, wie wird das hier in Waldkirchen weitergehen?"

„Zunächst einmal werden sich die Medien, vor allem die sogenannten sozialen, wie die Geier auf den Vorfall stürzen. Als Freund würde ich dir raten, erst einmal Urlaub zu nehmen und abzutauchen, aber ich weiß, dass du momentan hier nicht weg kannst. Aber Franz, sag mal, könnte es Sabotage gewesen sein? Will dir jemand was am Zeug flicken, alte Rechnungen begleichen?"

„Daran habe ich auch schon gedacht, schon beim ersten Vorfall, aber es ist mir von allen Seiten bestätigt worden, dass sich keine Anhaltspunkte für Sabotage gefunden haben. Natürlich, Schos, würde ich mich freuen, wenn du in diese Richtung ermitteln dürftest, aber den Fall bearbeiten ja wieder deine Kollegen aus Passau."

„Franz, ich werde mal mit meinem Chef reden, vielleicht fallen noch ein paar Brosamen für mich ab. „Schau mer mal", wie eine berühmte Sportlerlegende so zu sagen pflegte."

Kommissar Kleintaler verabschiedete sich und betrat das Büro seiner Ehefrau. Die OP-Schwester Brigitte Göppel hatte ihr gegenüber den Vorfall genauso geschildert wie Franz Stein. Es waren keine Widersprüche zu erkennen. Wieder in der Dienststelle angekommen, ließ sich der Kommissar mit dem Polizeipräsidenten von Niederbayern verbinden, zu dem er seit einiger Zeit einen sehr guten Draht hatte. Wenige Minuten später beendete er das Gespräch mit einem zufriedenen Lächeln auf den Lippen.

Waldkirchen, Donnerstag, 16. Juni 2015

Seit Dienstbeginn beschäftigte sich der Kommissar mit drei Dingen, die ihm nicht nur gleich wichtig erschienen, bei denen er aber auch keinen einzigen Schritt vorankam. Am achten August jährte sich sein Eheversprechen mit Marianne zum fünfundzwanzigsten Mal und er hatte noch keinen blassen Schimmer, wie er diesen Tag gestalten und vor allem, was er ihr schenken sollte. Schmuck schien ihm angemessen, aber Marianne trug keinen. Seitdem sie wieder arbeitete, schon überhaupt nicht – aus Hygienegründen, wie sie behauptete. Er hatte auch schon an einen Kurzurlaub gedacht – aber wohin? In dem vergangenen Vierteljahrhundert waren sie über Österreich und Kroatien nicht hinausgekommen. Sie liebten beide ihre niederbayerische Heimat so sehr, dass eine Brotzeit auf dem „Lichterhof" oder der „Sonnenalpe" ihnen den Urlaub völlig ersetzte.

Der Kommissar widmete sich seinem zweiten Problem, der steigenden Zahl an Flüchtlingen, die seit Anfang des Jahres nach Deutschland strömten. Da sie über die sogenannte „Balkanroute" kamen, war Niederbayern die deutsche Region, die sie zuerst betraten. Deutschland rechnete für 2015 mit mehr als 800 000 Flüchtlingen vor allem aus den Krisengebieten Syriens, Afghanistans und des Iraks. In diesen Ländern tobten Bürgerkriege, herrschte Terror und ließ die verzweifelten Menschen nach Europa aufbrechen. Kleintaler hatte natürlich Mitleid mit den Flüchtlingen, die Zahlen aber machten ihm Angst. Wo sollten diese Menschen unterkommen? Waren die Kinder in deutschen Schulen integrierbar und vor allem: Waren es ihre Eltern? Drohte zunehmende Kriminalität – auch hier in Waldkirchen? Seit Jahren war die Polizei totgespart worden, war lediglich das nötigste Personal ersetzt worden. Er brauchte nur einen Blick in seine Dienststelle zu werfen. Hier war Personal abgezogen und auf andere Dienststellen verteilt worden. Von digitaler Vernetzung keine Spur. Der Kommissar füllte seinen Kaffeebecher erneut mit einem „Kaffee creme" und beschloss, sich seinem dritten Problem zuzuwenden: den Vorgängen am Waldkirchner Krankenhaus.

Auch hier hatten die kriminaltechnischen Untersuchungen nichts Aufschlussreiches ergeben. Zwar war der Stromausfall diesmal dokumentiert worden, aber es blieb unklar, warum das Notstromaggregat versagt hatte. Die Techniker des Krankenhauses hatten es durch ein neues ersetzt, der Betrieb konnte also weitergehen. Über den Stand der Ermittlungen seiner Passauer Kollegen war Kleintaler nicht informiert. Der Kommissar wählte die Nummer von Dr. Stein, der auch gleich abhob.

„Grüße dich Schos, was gibt es?"

„Sag mal, Franz, könntest du Dr. Kilian, euren Krankenhausdirektor, bitten, mir eine Kopie der bisherigen Untersuchungsergebnisse bezüglich der beiden Stromausfälle zu mailen? Ich möchte nämlich diese mysteriösen Vorfälle etwas genauer ansehen, ohne den Kollegen aus Passau auf die Füße zu treten."

„Selbstverständlich. Ich rede mit seiner Sekretärin, die das sicher gern erledigt, denn Dr. Kilian hat sich heute Morgen kurzfristig ein paar Tage Urlaub genommen."

„Sag mal, hast du nicht auch schon längst wieder Lust auf eine Runde Golf in Poppenreut? Ein bisschen Bewegung wird dir auch guttun."

„Gerne, ein wenig auf andere Gedanken zu kommen, wäre super. Vielleicht am Samstag, ich melde mich bei dir. Servus."

Wenige Minuten später konnte sich der Kommissar die Untersuchungsergebnisse ausdrucken. Auf seinen Freund war eben Verlass – wie immer.

Georg Kleintaler war gerade dabei, sich auf einen frühen Feierabend zu freuen, als sein Telefon klingelte. Marianne war am Apparat und sie atmete heftig.

„Schosi, schalte sofort dein Radio ein – Radio Passau. Die wollen unser Krankenhaus schließen. Um halb vier Uhr haben sie es gebracht. Angeblich gibt es ein Gutachten, das die Auflösung unseres Krankenhauses vorschlägt. Das kann der Lochner doch nicht machen, mir meinen Arbeitsplatz zu streichen."

„Jetzt beruhige dich erst einmal. Ich bin in einer halben Stunde zuhause und dann reden wir über alles. So schnell schießt auch der neue Jungdynamiker auf dem Landratssessel nicht. Ein Krankenhaus wie das unsrige, kann man nicht so schnell dicht machen. Bis gleich, Liebes."

Kleintaler legte auf und schaltete das Radio ein. Der Heimatsender brachte gerade ein Interview mit dem neuen Waldkirchner Bürgermeister, der von dieser Entscheidung völlig kalt erwischt worden war. Ein Krankenhaus, in dem ein zertifiziertes Endoprothetikzentrum arbeitete, in dem pro Jahr rund zehntausend Patienten ambulant und stationär behandelt werden, könnte man – so Herzog – nicht schließen. Er werde das nicht zulassen und mit aller Kraft für den Erhalt kämpfen. Er wisse zwar, dass es ein Haushaltskonsolidierungskonzept für den Landkreis gebe, das beziehe sich aber auf alle Einrichtungen des Landkreises und nicht nur auf die Krankenhäuser.

Kleintaler schaltete das Radio aus und begann zu grübeln. Bestand zwischen den Vorfällen im Krankenhaus und seiner geplanten Schließung ein Zusammenhang? Warum bezog man sich auf die Haushaltskonsolidierung und nicht auf die Kosten, die eine Modernisierung des Waldkirchner Hauses mit sich bringen würde? Warum kompliziert, wenn es auch einfacher ginge? Der Kommissar beschloss, abzuwarten und ein Feierabend-Weißbier zu trinken.

Dr. Stein hatte sich im „Golfstüberl" schon den zweiten Espresso bestellt und wartete seit einer Viertelstunde ungeduldig auf seinen Freund Georg Kleintaler. Er hatte sich gestern Abend noch zu einem Gespräch mit ihm verabredet, denn die Ereignisse der vergangenen vierundzwanzig Stunden mussten besprochen werden. Endlich erschien der Kommissar.

„Guten Morgen, gut dass du kommst, ich glaube, wir haben einiges zu bereden."

„Entschuldige, dass ich mich etwas verspätet habe, aber ich musste noch mit dem neuen Bürgermeister Herzog sprechen. Morgen gibt es um 10 Uhr einen Demonstrationszug zum Parkplatz des Krankenhauses mit anschließender Kundgebung. Alle Kollegen meiner Dienststelle sowie die aus Freyung haben ab sofort Bereitschaft, und ich muss mit der Feuerwehr und den Rettungsdiensten den reibungslosen Ablauf der Demo organisieren. Was der Herzog in den letzten 48 Stunden geleistet hat, ist einfach einmalig. Ich glaube, der hat höchstens drei Stunden geschlafen. Unterschriftensammlungen anleiern, Gastredner einladen, mit München telefonieren – und das am Wochenende – mit der Ärzteschaft sprechen und, und, und. Mir tut der richtig leid, so hat der sich seinen Amtsbeginn sicher nicht vorgestellt. Aber es ist ihm gelungen, die gesamte Waldkirchner Bürgerschaft hinter sich zu bringen, auch die Stadträte von der Staatspartei."

„Mit mir hat er auch schon telefoniert, denn es scheint sich eine größere Umstrukturierung im Bereich der Kliniken anzubahnen. Eine „Kliniken GmbH" wird zukünftig alle drei Krankenhäuser verwalten. Es wird nur noch einen Geschäftsführer geben. Dr. Kilian ist mit sofortiger Wirkung beurlaubt, sein Arbeitsvertrag wurde aufgelöst. Offizieller Grund sollen Schlampereien bei der Modernisierung des Krankenhauses sein. Die Arbeitsverträge der beiden anderen Direktoren wurden bereits gekündigt, ihr Verbleib in der neuen „Kliniken GmbH" ist unsicher."

„Man schiebt ihm also die Schuld für die Vorkommnisse und damit auch für die Toten in die Schuhe."

„Richtig, und das ist hundsgemein, denn er war ja die treibende Kraft bei der Modernisierung des Hauses in den vergangenen Jahren."

„Hat man schon einen Nachfolger im Auge?" fragte der Kommissar und nahm einen Schluck von seinem Weißbier, das ihm die junge, blonde Bedienung in der Zwischenzeit gebracht hatte.

„Ja, Schos und sogar eine Nachfolgerin. Sie soll ein ganz harter Hund sein. War das jetzt politisch korrekt?"

„Sicher, Franz, und weiß man schon, wer die harte Hündin ist?"

„Ihr Name ist Katharina Heroldsbacher."

„Kann die Wunder?" Georg Kleintaler sah das verständnislose Gesicht seines Freundes und erklärte: „1949 wollen im fränkischen Heroldsbach vier Mädchen eine Marienerscheinung gehabt haben. Das Heroldsbacher Wunder ist aber nie von der katholischen Kirche anerkannt worden."

„Du hast schon bessere Witze gemacht, Schos. Ob sie Wunder vollbringen kann, weiß ich nicht. Aber sie übernimmt die Geschäftsführung der neugegründeten „Kliniken GmbH", also die Geschäftsführung für alle drei Krankenhäuser. Sie hat an der Ludwig-Maximilians-Universität in München Wirtschaftswissenschaften studiert, dann drei Jahre bei der Deutschen Bank den Personalbereich verschlankt und hat schließlich als Controllerin im Großklinikum Erlangen-Nürnberg durch Optimierung der Prozessabläufe, durch Steigerung der Qualität der Behandlung und der Pflege die Kosten deutlich minimiert. Schos, so jemanden bekommst du nicht über Nacht. Da läuft ein von langer Hand vorbereitetes und abgekartetes Spiel. Die Dame ist Anfang vierzig, also noch sehr jung für solche Spitzenjobs. Da musst du bereit sein, über Leichen zu gehen. Ich bin mir auch gar nicht so sicher, ob unser neuer Landrat in dieser Sache treibt oder getrieben wird."

„Ich blicke auch noch nicht durch, aber unter der Hand kann ich dir so viel sagen, dass ich von meinem obersten Chef die Erlaubnis bekommen habe, im Verdeckten zu ermitteln. Ich glaube, wir werden das „Golfstüberl" hier zu unserer neuen Geheimkommandozentrale ausbauen, denn das Weißbier ist ausgezeichnet."

Dr. Stein lachte und zahlte, während sich der Kommissar noch ein paar Weißwürste zu seinem Bier bestellte. „Ich muss erst am Nachmittag wieder ran, bin aber schon gespannt, was morgen alles ablaufen wird."

Waldkirchen, Sonntag, 21. Juni 2015

Georg Kleintaler war seit sechs Uhr morgens auf den Beinen und dementsprechend gelaunt. Die uniformierten Kollegen hatten den Demonstrationszug bis zum Krankenhausparkplatz begleitet. Es hatte keine besonderen Vorkommnisse gegeben, alles war friedlich verlaufen. Seine Waldkirchner wussten eben, Sitte und Anstand auch in Krisenzeiten zu bewahren. Nun hatten die rund fünftausend Demonstranten auf den Bierbänken Platz genommen, umrahmt von zahlreichen Transparentträgern. Auf einem wurde die „Abwahl des Landrates" gefordert, ein anderes verkündete: „Das Krankenhaus muss bleiben, der Lochner kann gehen." Kleintaler konnte die Wut der Bürger verstehen. Sie fühlten sich ungerecht behandelt, minderwertig gestellt. Alte Ressentiments kochten wieder hoch. Freyung war einst Kreisstadt geworden, Waldkirchen nicht. Freyung hatte auch ein Gymnasium bekommen, obwohl das Waldkirchner Gymnasium das einzige im Landkreis hätte sein sollen. Kleintaler widmete sich wieder der Kundgebung. An der Stirnseite des Parkplatzes war ein Rednerpult aufgebaut, daneben ein kleiner Altar. Ein rotes Glas-Kruzifix umrahmt von drei Kerzen. Die Stadtkapelle spielte noch, während die Fahnenträger von Feuerwehr, Reservistenverein, dem Roten Kreuz und dem Trachtenverein dahinter Aufstellung nahmen. Kleintaler hatte sich zum Krankenhauspersonal gesellt, das etwas erhöht stand, so hatte er die beste Übersicht. Sein Funkgerät schwieg. Sein Freund Dr. Stein saß in der ersten Reihe, neben ihm die Ehrenbürger, die Mitglieder des Stadtrates und alle früheren Bürgermeister der Stadt. Wäre der Anlass nicht ein so ernser gewesen, hätte der unbedarfte Beobachter glauben können, bei der Eröffnung eines Volksfestes dabei zu sein. Nachdem die Stadtkapelle geendet hatte, trat Bürgermeister Heinrich Herzog ans Rednerpult. Er begrüßte die Anwesenden und zeigte sich erfreut, dass 5000 Waldkirchnerinnen und Waldkirchner bereit seien, für ihr Krankenhaus zu kämpfen. Er lobte die einzelnen Fachbereiche des Krankenhauses und hob besonders die zertifizierte Endoprothetik hervor. Er stellte fest, dass es überhaupt keine Notwendigkeit gebe, das Krankenhaus zu schließen, da es als einziges im Landkreis schwarze Zahlen schreibe. Seine Rede wurde mehrfach durch heftigen Applaus unterbrochen. Nach dem Bürgermeister lobte ein Hausarzt dessen Bemühungen um den Erhalt des Krankenhauses. Den Reden der anwesenden Landtagsabgeordneten schenkte Kleintaler keine Aufmerksamkeit mehr, sondern beschäftigte sich erneut mit den merkwürdigen Vorkommnissen der vergangenen Monate. Warum war es überhaupt zweimal zu einem Stromausfall gekommen? Warum hatten die Notstromaggregate nur zu spät oder gar nicht funktioniert? Warum sollte das Krankenhaus aus Kostengründen geschlossen werden und nicht wegen offensichtlicher Mängel? Sollten die Mängel etwa verschwiegen werden, um keine schlafenden Hunde zu wecken? Wer konnte Interesse haben, die gesamten Krankenhausstrukturen zu verändern? Wieso hatte der junge Landrat so schnell eine Frau Dr. Heroldsbacher aus dem „Hut zaubern" können? Der Kommissar ahnte zu diesem Zeitpunkt noch nicht, dass dies sein schwierigster Fall werden sollte.

Waldkirchen, Montag, 29. Juni 2015

Georg Kleintaler parkte seinen alten Passat um 7.45 Uhr im Innenhof seiner Dienststelle. Vor seinem Büro warteten an diesem Tag zwei uniformierte Polizeibeamte, ein groß gewachsener, etwas untersetzter, schwarzhaariger junger Mann und eine schlanke, brünette junge Frau.

„Guten Morgen, wollen Sie zu mir?"

„Wenn Sie Kommissar Kleintaler sind, dann ja", antwortete der junge Kollege im schönsten Fränkisch.

„Kommen Sie bitte herein." Kleintaler schloss sein Büro auf und bat die beiden Platz zu nehmen.

„Mein Name ist Polizeiobermeister Carlo Salerno und das ist die Polizeiobermeisterin Monika Sauer", eröffnete der südländisch aussehende Kollege das Gespräch. „Wir sind Ihrer Dienststelle zugewiesen worden. Ich weiß aber nicht, ob Sie schon was Schriftliches haben? Aber Ihr Polizeipräsident hat meinem Chef in Bamberg ausrichten lassen, dass Sie hier sicher Verstärkung brauchen können."

„Sie kommen aus Bamberg, dann kennen Sie sicher meinen alten Freund Manfred Zoelle?"

„Nur noch den Legenden nach. Der ist ja schon seit einigen Jahren im Ruhestand und mit seiner Frau Rosi mehr auf Mallorca als auf dem Spezi-Keller in Bamberg. Unser Chef ist der alte Wolf, der Helmut Wolf, aber der geht auch schon in zwei Jahren in Pension."

Kleintaler wandte sich der jungen Kollegin zu. Kommen Sie auch aus Bamberg, Frau Sauer?"

„Nein, geboren bin ich Würzburg, aber meine Eltern sind sehr früh nach Amberg gezogen, deshalb bin ich mehr Oberpfälzerin als Fränkin."

Kleintaler betrachtete sich die junge Polizeibeamtin, die einen sehr konzentrierten fast ernsten Eindruck machte. Sie war groß, schlank und sportlich, die brünetten Haare trug sie schulterlang. Die rehbraunen Augen blickten ihn freundlich und selbstbewusst an. Ihr Kollege wirkte auf ihn eher gemütlich.

„Carlo Salerno ist aber kein fränkischer Name", stellte Kleintaler fest und wandte sich wieder dem Kollegen zu.

„Nein, nicht wirklich. Meine Urgroßeltern waren italienische Gastarbeiter der ersten Generation. Meine Mutter kann aber heute kein einziges Wort Italienisch. Sie liebt das Schäufele mehr als die traditionellen Spaghetti. Sie sehen, Herr Kommissar, ich bin ein fränkisches Integrationsopfer."

„Vielleicht, Carlo, sollten wir Kommissar Kleintaler erst einmal erklären, warum wir nach Waldkirchen abgeordnet wurden."

„Richtig, das machen wir jetzt. Also, Herr Kommissar, wir haben uns in Bamberg schwerpunktmäßig mit Einbruchsdelikten beschäftigt. Es gibt dort ja ein paar große Automobil-Zulieferfirmen, bei denen ständig eingebrochen wurde. Deshalb haben wir uns um das mögliche Umfeld der Täter gekümmert, parallele Strukturen bei den Einbrüchen untersucht und mögliche „Lieferketten", also Transportwege rekonstruiert, um an Auftraggeber und Hintermänner zu gelangen."

„Dabei haben sie aber keine Uniformen getragen", stellte Kleintaler fest.

„Nein, nur Zivil. Unser Chef, Hauptkommissar Wolf, ist angewiesen worden, dass wir hier in Waldkirchen ebenfalls beobachtend tätig sein sollen. Sie würden schon wissen, wie."

Kommissar Kleintaler wählte die Nummer des Polizeipräsidenten und bekam in wenigen Minuten die offizielle Bestätigung für die neu zugewiesenen Beamten.

„Frau Sauer, Herr Salerno, herzlich willkommen in Waldkirchen. Ich freue mich auf unsere Zusammenarbeit. Morgen früh um 8 Uhr treffen wir uns hier zur Einweisung, in Zivil selbstverständlich. Haben Sie schon eine Unterkunft? Wenn nicht, bin ich Ihnen gerne bei der Suche behilflich."

„Vielen Dank für das Angebot", wandte sich Monika Sauer an den Kommissar, „wir haben heute Morgen schon jeweils ein kleines Appartement in einem Haus unten am Bahnhof bezogen. Die hat Hauptkommissar Wolf für uns im Voraus gemietet."

„Aber Sie könnten uns einen Tipp geben, wo wir in Waldkirchen gut essen können?"

„Herr Salerno, wir haben im Markt einen sehr guten Italiener und ein Traditionsgasthaus. In dem Metzgereigasthaus haben schon berühmte Leute gespeist."

Mit einem trockenen „Du wirst schon satt werden, Carlo", verabschiedete Monika Sauer ihren Kollegen vom Kommissar.

Waldkirchen, Samstag, 8. August 2015

„Tina, bist du jetzt endlich fertig?" Felix stand vor der Badezimmertür und nervte. „Ich habe Tommy schon angezogen, und das Geschenk habe ich auch schon. Wir warten nur noch auf dich. Wir wollen das Jubelpaar doch nicht ohne uns anfangen lassen."

„Setzt euch schon mal ins Auto, ich föhne mir nur noch die Haare und komme dann gleich nach!"

Wenige Minuten später ließ ich mich gestresst auf den Beifahrersitz gleiten. Tommy spielte in seinem Kindersitz mit dem Gummi-Dinosaurier, der derzeit sein Lieblingsspielzeug war. Felix steuerte den Pickup. Es war ein strahlend schöner Sommertag. Wolkenloser Himmel, erträgliche Hitze, zu schön, um in einem Wirtshaus zu feiern. Hoffentlich hatte Schos auch den Biergarten in jenem kleinen Restaurant an der Ringmauerstraße gemietet. Wenige Minuten später parkte Felix den Wagen in der Tiefgarage des großen Modehauses. Als wir das Restaurant betraten, standen die meisten Gäste schon mit einem Glas Sekt bewaffnet um das Jubelpaar. Marianne Kleintaler kam auf uns zu, umarmte uns und widmete sich besonders unserem Tommy.

„Also erst einmal herzlich willkommen. Wir freuen uns so, dass ihr doch noch gekommen seid. Mein Gott, Tommy, bist du groß geworden. Du kannst ja sicher schon laufen."

„Vielen Dank Marianne, für die Einladung zu eurer Silberhochzeit. Es ist schön, dass ihr an uns gedacht habt. Laufen kann der Tommy noch nicht, aber krabbeln schon, und er hält uns damit ganz schön auf Trab."

Wie zur Bestätigung setzte ich Tommy auf dem Filzboden des Restaurants ab und er flitzte los. Aber er kam nicht weit, denn Georg Kleintaler hob ihn mit Schwung auf und brachte ihn zu mir zurück.

„Hallo, Tina, hallo Felix, servus kleiner Mann. Wir freuen uns, dass ihr Zeit habt, heute mit uns zu feiern." Er drückte Felix und mir ein Glas

Sekt in die Hand, und wir stießen auf ihre zurückliegenden fünfund-
zwanzig glücklichen Ehejahre an.

„Ihr entschuldigt, dass wir nicht in die kleine Kapelle nach Bernhards-
berg gekommen sind, aber unser Tommy ist dafür noch zu klein und hätte
nur gestört. Wie war denn die Andacht und wie fühlt man sich so als
„silbernes" Brautpaar?"

„Es ist ein überwältigendes Glücksgefühl, wenn man nach fünfund-
zwanzig Jahren sein Eheversprechen noch einmal erneuern kann und
weiß, dass es der Richtige war, der neben einem kniet und den man
liebt. Und dann noch die wunderbare kleine Kapelle, wegen eines großen
Unglücks erbaut, das geht dir nochmal unter die Haut. Neudeutsch:
Gänsehautfeeling. Und der alte Pfarrer Flachauer ist einfach wie geschaf-
fen für solche Momente. Einfühlsam, wortgewaltig und immer nach
vorne blickend. Es war ein unbeschreiblicher Vormittag."

„Ich habe den Worten meiner geliebten Gattin nichts hinzuzufügen.
Einfach unbeschreiblich."

„Tina, du merkst, dass mein Mann nur zu faul ist, nach eigenen
Worten zu suchen."

„Ich merke es", lachte ich, „Marianne, Schos, an euch kann man sich
nur ein Beispiel nehmen. So lange und vor allem so glücklich miteinander
verheiratet zu sein, ist heutzutage eher die Ausnahme, als die Regel. Ich
hoffe, Felix, dass wir das auch schaffen."

„Natürlich Tina, wenn du immer brav das tust, was ich möchte, ist das
sicher kein Problem."

„Da seht ihr mal, wie ich unter diesem Macho zu leiden habe", gab
ich lachend zurück und drückte Felix einen Kuss auf die Wange. Übri-
gens Marianne, was hast du denn von deinem geliebten Göttergatten zur
Silberhochzeit geschenkt bekommen?"

„Tina, ob du es glaubst oder nicht, er hat sich selbst übertroffen: Drei Tage im Hotel Sacher in Salzburg und zwei Karten für den „Jedermann". Wahnsinn, gell?"

„Oh, da hat er sich aber weit aus dem Fenster gelehnt, das hätte ich ihm wirklich nicht zugetraut."

Der Kommissar grinste etwas selbstgefällig und machte uns mit seinen Gästen bekannt. Dr. Franz Stein war ebenso eingeladen wie die ehemaligen Kollegen Stiefelbeck und Höpfner. Beim Mittagessen kamen wir mit Carlo Salerno und Monika Sauer, den Neuen, ins Gespräch. Natürlich standen alle Ereignisse um das Krankenhaus im Vordergrund. Anscheinend sollte das Gebäude verkauft und einer anderen Nutzung zugeführt werden. Es schien noch alles in der Schwebe zu sein. Die neue Geschäftsführerin, Frau Dr. Heroldsbacher, hatte sich noch nicht konkret zu einer weiteren Nutzung erklärt. Es schien auch keine neuen Erkenntnisse zu den Stromausfällen zu geben. Ich hatte den Eindruck, als würde den unterschiedlichsten Verschwörungstheorien nachgehangen, ohne auch nur die kleinsten Beweise für irgendetwas zu haben. Die beiden neuen Kollegen, Carlo Salerno und Monika Sauer, schienen gar nicht zu wissen, warum sie nach Waldkirchen abgeordnet worden waren und was sie hier zu tun hatten.

Beim Kaffeetrinken im kühlen Biergarten des Restaurants fragte ich den Kommissar direkt. „Sag mal, Schos, täuscht mich mein Eindruck oder geht momentan in dem Fall gar nichts weiter?"

„Du siehst das völlig richtig. Ich habe alle Gutachten gelesen, die es zu den beiden Stromausfällen gibt. Übereinstimmend handelt es sich um zufälliges technisches Versagen. Es scheint auch so zu sein, dass, nachdem das Krankenhaus ja geschlossen wird, auch niemand Interesse hat, Zweifel an den Gutachten zu äußern."

„Hast du dich einmal mit dem Witwer unterhalten oder mit der Ehefrau des dritten Opfers? Können die nicht auf eine genaue Untersuchung klagen?"

„Die Gutachten sind korrekt, eindeutig und juristisch nicht anfechtbar. Außerdem scheinen über die Versicherung der „Kliniken GmbH" schon Entschädigungszahlungen angeboten worden sein. Ich glaube, da ist nichts mehr zu machen."

„Wie bist du eigentlich mit deinen neuen Mitarbeitern zufrieden? Hast du überhaupt genug Arbeit für die beiden?"

„Sagen wir mal so: Ich fühle mich eher als Ausbilder, denn als Vorgesetzter. Beide sind sehr engagiert, Monika Sauer noch mehr als der Carlo. Sie sind computertechnisch auf dem neuesten Stand und ich habe sie mehr als beobachtendes Personal eingesetzt, denn als ermittelndes."

„Das klingt ja sehr geheimnisvoll. Bin ich froh, dass ich momentan eher als erzieherisches Personal eingesetzt bin und nicht als ermittelndes. Mein Tommy beschäftigt mich rund um die Uhr, und ermitteln muss ich nur, ob die Windel voll ist oder nicht. In einer Stunde müssen wir sowieso aufbrechen, der Junior muss in die Badewanne und dann ins Bett. Nochmals, Schos, ich freue mich so für euch. Fünfundzwanzig glückliche Ehejahre, das nehme ich mir zum Vorbild."

HERZSTILLSTAND

Wollaberg, Dienstag, 18. August 2015

Dr. Gundula Blechinger, die Anästhesistin am Waldkirchner Krankenhaus hatte ihren freien Tag. „Freizeitausgleich zum Abbau von Überstunden", wie es offiziell hieß, und sie freute sich auf diesen Tag. Die Sonne war früh hinter dem Dreisesselberg aufgegangen, ein heißer Sommertag stand bevor. Die Ärztin freute sich aber aus einem weiteren Grund , denn vor einer Woche hatte sie ihren neuen Wagen ausgeliefert bekommen, ein rotes Sport-Cabrio eines französischen Herstellers und heute wollte sie zum ersten Mal damit „just for fun" und „oben ohne" durch die Gegend fahren. Erst gestern hatte sie noch ihren alten Polo für dreihundert Euro an einen jungen Burschen als „Winterauto" verkauft. Sie hatte lange auf den neuen Wagen gespart und sich mit dem mit modernster Elektronik vollgepackten Cabrio einen Kindheitstraum erfüllt. Für den heutigen freien Tag hatte sie sich Linz als Zielort ausgesucht. Sie wollte die Fahrt über die Landstraße genießen, anschließend gut essen gehen, etwas shoppen und gegen Abend nach Wollaberg zurückfahren. Gundula Blechinger trug weiße Jeans und ein gelbes Polo-Shirt, hatte ihre schwarzen Haare mit einem leuchtend roten Kopftuch gebändigt und weiße Leinenschuhe zum Fahren angezogen.

Sie startete den Wagen gegen 9.30 Uhr und ließ ihn langsam in Richtung Aßberg rollen. Sie genoss den Fahrtwind, der mit ihrem Kopftuch spielte und lauschte den Versen ihrer Lieblingsband ABBA, die aus dem Radio kamen: *„You are the dancing queen / young and sweet / only seventeen / dancing queen/ feel the beat from the tambourine…"*. Sie hatte das Radio lauter gestellt und unwillkürlich das Tempo erhöht. Kurz hinter Klafferstraß wurde sie in einer langgezogenen Linkskurve von einem schweren, schwarzen Pickup überholt, der mit seinen Nebelscheinwerfern auf dem Dach noch eine kleine Lichtorgie veranstaltete. „Du Hundsdepp, du österreichischer", schimpfte sie, „du traust dich was!" Gundula Blechinger verlangsamte ihr Fahrtempo wieder. Auch der schönste ABBA-Song geht einmal zu Ende, und da die „Neue Deutsche Welle" nicht ihr Ding war, stellte sie das Radio wieder ab. Kurz vor Ulrichsberg schien es ihr, als stünde der schwarze Pickup vor einem renovierten Bauernhaus. Wenige Kilometer nach Aigen-Schlägl war der Pickup schon wieder hinter ihr. Sie erkannte das Rohrbacher Autokennzeichen. Gundula Blechinger verlangsamte ihr Tempo erneut und hielt sich weit rechts, um zu signalisieren, dass der Pickup-Fahrer überholen sollte. Der verstand, setzte den Blinker und war kurz darauf neben ihr. Diesmal verzichtete er auf die Lichthupe. Die junge Ärztin erkannte am Steuer einen Mann mittleren Alters, der einen grau-melierten Vollbart trug. Dann rauschte der Geländewagen davon und Gundula Blechinger setzte erleichtert ihre Fahrt fort. Erst jetzt merkte sie, dass ihre Hände schweißnass waren. Wenige Kilometer hinter Aigen-Schlägl verlief die Straße abschüssig durch ein langgezogenes, dichtes Wäldchen. Die Ärztin hatte plötzlich den Eindruck, als würde ihr Sport-Cabrio immer schneller werden. Sie hatte Probleme sich an die Dunkelheit in dem Wäldchen zu gewöhnen. Die Sonnenbrille störte, aber sie wagte nicht, eine Hand vom Lenkrad zu nehmen. Obwohl sie zu bremsen versuchte, nahm die Geschwindigkeit ständig zu. Die Tachonadel bewegte sich in Richtung 120 Stundenkilometer. Gundula Blechinger sah die scharfe Rechtskurve, sah den grellen Blitz, der auf sie zuraste. Sie spürte den Stich in der Herzgegend. Sie riss das Lenkrad nach rechts, fühlte wie der Wagen aus der Kurve flog, sah die mächtige Fichte auf sich zukommen. Dahinter – so schien es ihr – stand ein schwarzes Ungeheuer. So schien es ihr, denn den Aufprall spürte sie nicht mehr. Gundula Blechinger war tot.

Waldkirchen, Mittwoch, 19. August 2015

Kommissar Kleintaler erschien kurz vor acht Uhr in der Polizeidienststelle. Carlo Salerno und Monika Sauer waren bereits bei der Arbeit. Der Kommissar begrüßte die beiden und bereitete sich eine Tasse „Kaffee creme" zu.

„Chef, schaun's gleich mal auf Ihren Schreibtisch, den obersten Bericht sollten Sie zuerst lesen."

Georg Kleintaler befolgte die Anweisungen des „Frankenitalieners" und vertiefte sich in den Bericht über den tödlichen Unfall von Dr. Gundula Blechinger, den die österreichischen Kollegen ihm geschickt hatten.

„Herr Salerno, wie es aussieht handelt es sich bei dem Unglück um einen Fall von überhöhter Geschwindigkeit. Vermutlich war die Ärztin noch nicht an das neue Cabrio gewöhnt, hat zu sehr aufs Gaspedal gedrückt und das war es dann. Ich kann dem Bericht nichts Ungewöhnliches entnehmen. Ist Ihnen etwas aufgefallen?"

„Nur das Datum und der Arbeitsplatz des Unfallopfers. Sie war am Waldkirchner Krankenhaus angestellt und auf den Tag genau vor einem Jahr sind dort zwei Menschen bei einem Stromausfall verstorben. Und sie war bei der OP dabei."

„Ihr Spürsinn in allen Ehren, Herr Salerno, ich kann beim besten Willen keinen Zusammenhang erkennen. Aber ich schlage vor: Sie bleiben an dem Fall dran, lassen Sie sich die Untersuchungsergebnisse des Unfallwagens mailen und den Obduktionsbericht, dann schauen wir, ob irgendetwas nicht stimmt."

„Frau Sauer, können sie bitte mal recherchieren, ob es rund um das Waldkirchner Krankenhaus schon früher ähnliche Stromausfälle gegeben hat? Wann welche Wartungsarbeiten von welchen Firmen vorgenommen und in welchem Auftrag sie vergeben wurden? Gehen Sie ruhig einige Jahre zurück. Fordern Sie alle Unterlagen bei der neuen „Krankenhaus GmbH" an und lassen Sie sich nicht abspeisen. Notfalls mische ich mich ein, wenn Sie nicht weiterkommen. Ich treffe mich in einer Stunde mit Dr. Stein."

Eine halbe Stunde später lenkte der Kommissar seinen alten VW-Passat in Richtung Poppenreut. Der italienische Sportwagen seines Freundes stand bereits auf dem Parkplatz, und er wartete an einem Tisch in dem kleinen, gemütlichen Biergarten bei einem großen Mineralwasser. Kleintaler bestellte sich eine Apfelsaftschorle. Franz Stein begann das Gespräch.

„Was sagst du zu dem Tod von Gundula Blechinger? Das ist doch fürchterlich. Sie war eine so patente Kollegin und noch so jung."

„Es erschüttert mich immer, wenn ein Mensch so ums Leben kommt. Ich habe gerade den Unfallbericht gelesen. Das Auto war neu, hatte jede Menge PS, und sie war einfach zu schnell dran. Dann kam die Kurve, und das war es dann! Dieses Schicksal teilt sie leider mit jeder Menge junger Raser bei uns im Bayerwald. Das weißt du aber besser als ich. Aber ich habe trotzdem meinen neuen Kollegen beauftragt, sich den Untersuchungsbericht des Unfallwagens anzusehen, damit wir auf Nummer sicher gehen können, dass da nicht manipuliert wurde und Fremdeinwirkung ausgeschlossen werden kann."

„Glaub mir, Schos, ich bin langsam fix und fertig. Erst die Stromausfälle, dann die geplante Krankenhausschließung, jetzt noch der Tod der jungen Ärztin. Du weißt, dass ich nicht zu Verschwörungstheorien neige, aber ich spüre, dass da eine riesengroße Schweinerei im Gange ist. Da braut sich etwas zusammen, und mir sind die Hände gebunden.""Ich glaube, jetzt übertreibst du etwas. Vielleicht spielt hier der Zufall wirklich eine große Rolle. Aber sag mal, wie soll es denn mit dem Waldkirchner Krankenhaus weitergehen? Sind da schon Einzelheiten bekannt. Soll es verkauft oder zu einem Medizinischen Versorgungszentrum umgebaut werden?"

„Keine Ahnung, ich denke, alles ist möglich. Wir werden mit der „Krankenhaus GmbH" Gespräche führen müssen, aber die hält sich momentan noch sehr bedeckt. Vermutlich benötigt Frau Dr. Heroldsbacher noch etwas Einarbeitungszeit." Übrigens: Ich hätte mit dir noch gerne mal wieder eine Runde Golf gespielt, aber momentan hab ich dafür den Kopf nicht frei, das verstehst du doch?"

„Der Golfplatz läuft uns nicht davon, auch wenn das Wetter momentan ideal wäre. Kümmere du dich um dein Krankenhaus, schließlich sicherst du noch den Arbeitsplatz meiner Frau, und das ist doch auch etwas."

Landrat Vinzenz Lochner hatte für den Vormittag zu einer Pressekonferenz eingeladen. Zum einen sollte die neue Geschäftsführerin der „Kliniken GmbH" vorgestellt, zum anderen die weiteren Pläne bezüglich der Neustrukturierungen des Klinikwesens im Landkreis dargelegt werden. Pünktlich um zehn Uhr waren die wichtigsten Medienvertreter im großen Sitzungssaal des Landratsamtes versammelt. Es herrschte dichtes Gedränge, was auch daran lag, dass neben den Medien sämtliche Klinikmitarbeiter des Landkreises ebenfalls eingeladen waren, sofern sie keinen Dienst hatten. Auch Kommissar Kleintaler hatte eine Einladung erhalten, warum auch immer. Er nahm in der letzten Reihe Platz. Waldkirchens neuer Bürgermeister Herzog saß nicht weit von ihm entfernt. An der Stirnseite des Saales rückte gerade der Landrat einer Dame den Stuhl zurecht, die augenblicklich Kleintalers gesamte Aufmerksamkeit auf sich zog. Die Frau, der Kommissar schätzte sie auf Anfang vierzig, war schlank und von außergewöhnlicher Schönheit. Sie hatte schwarze schulterlange Haare, ein ovales, schmales Gesicht, dominiert von einem beinahe schwarzen, leicht schräg stehenden Augenpaar. Dieses sowie die vollen roten Lippen, geadelt von einem kleinen Leberfleck unterhalb des linken Nasenflügels, ließen die vornehme Blässe ihrer Gesichtshaut noch besser zur Geltung kommen. Ihr sanftes, leicht unsicher wirkendes Lächeln vermittelte einen Hauch von Unschuld. Der Kommissar war fasziniert. Ihre Kleidung war von ausgesuchter Eleganz. Sie trug ein cremefarbenes Kostüm, eine schwarze Bluse, deren oberste Knöpfe unverschlossen waren, schwarze Nylonstrümpfe und dazu helle Schuhe mit halbhohem Absatz. Vinzenz Lochner stellte sie als Frau Dr. Katharina Heroldsbacher vor, die neue Geschäftsführerin der „Kliniken GmbH". Er schilderte ihre berufliche Vita, die sie für die neue Stelle wie geschaffen erscheinen ließ. Der Landrat bedankte sich bei den Direktoren der drei Krankenhäuser, besonders bei dem abwesenden vormaligen Direktor des Waldkirchner Krankenhauses, Dr. Kilian, der auf eigenen Wusch in den vorzeitigen Ruhestand getreten war, für dessen großartige Arbeit. Er erinnerte daran, dass der Kreistag sich in namentlicher Abstimmung mit 44 zu 15 Stimmen für eine im Strukturgutachten des Kommunalen Prüfungsverbandes empfohlene Konzentration auf die beiden Krankenhausstandorte Freyung und Grafenau entschieden hatte. Gegenwärtig – so Lochner – prüfe eine Arbeitsgruppe der „Kliniken GmbH" sämtliche Nachnutzungsformen vom Verkauf des Hauses an einen privaten Investor bis hin zu einer Nachnutzung im Bereich Pflege und Medizin. An dieser Stelle meldete sich der Waldkirchner Bürgermeister mit der Frage zu Wort, aus welchen Personen sich diese Arbeitsgruppe zusammensetzen werde? Laut dem Landrat sei daran gedacht, neben seiner eigenen Person und einer Person der Klinikleitung, beispielsweise Dr. Franz Stein, auch den Waldkirchner Bürgermeister, Frau Dr. Heroldsbacher und einige Waldkirchner Kreisräte mit einzubeziehen. Eine Vertreterin der Heimatzeitung fragte nach, ob es Entlassungen im Personalbereich geben würde? Daraufhin versicherte die neue Geschäftsführerin, dass das Personal in seiner Gesamtheit übernommen und auf die beiden zukünftigen Standorte Freyung und Grafenau verteilt werden soll. Freiwillige Kündigungen werden allerdings respektiert. Nach rund einer Stunde war die Pressekonferenz beendet. Auf dem Flur traf der Kommissar noch seinen alten Freund.

„Na, Franz, das ging ja richtig problemlos ab. Was hältst du denn von den Vorstellungen des Landrats?

„Es erinnerte mich ein wenig an das letzte Fernsehinterview der Kanzlerin zur Flüchtlingsfrage: Wir schaffen das! Aber Spaß beiseite, die Lage ist schwierig. Wenn das Haus verkauft wird, muss sich die Arbeitsgruppe Gedanken um die zukünftige Krankenversorgung des südlichen Landkreises machen. Da böte sich ein Medizinisches Versorgungszentrum an, so wie in Hauzenberg, ergänzt durch eine ambulante Notfallklinik. Wichtig wäre vor allem der Standort dieses neuen MVZ. Weshalb sollte man neu bauen, wenn das alte Krankenhaus leer steht? Wenn aber ein Neubau diskutiert wird, musst du das alte Krankenhaus renovieren und für eine Nachnutzung attraktiv machen. Beides ist nicht so einfach."

„Wie könnte man denn so ein riesiges Gebäude nachnutzen. Vielleicht als Ärztehaus?"

„Denkbar, Schos, aber dann müssten alle in und um Waldkirchen niedergelassenen Ärzte ihr Praxisräume kündigen und neue Flächen im alten Krankenhaus anmieten. Die Ärzte, denen ihre Praxisräume gehören, machen da nicht mit."

„Ok, Franz, ich lasse mich überraschen, aber ein anderes Thema. Ich habe meine neue Mitarbeiterin, die Monika Sauer, damit beauftragt, sich alle Renovierungs- und Wartungsarbeiten anzusehen, die im Krankenhaus vorgenommen wurden. Es geht um die Firmen, die im Krankenhaus tätig waren und vor allem auf wessen Weisung. Kannst du, falls die „Kliniken GmbH" mauern sollte, ihr hilfreich unter die Arme greifen?"

„Ich hoffe, das meinst du nicht wörtlich", lachte der Chefarzt, „aber natürlich, ich rede mal mit Frau Dr. Heroldsbacher."

„Apropos Heroldsbacher, die ist ja ein scharfes Teil, Franz, so attraktiv hätte ich mir die neue Geschäftsführerin nicht vorgestellt."

„Sei du mit deiner Marianne zufrieden, du bist glücklich verheiratet. An der Heroldsbacher kann man sich nur die Finger verbrennen. Die Buschtrommeln verkünden, dass sie es faustdick hinter ihren kleinen Ohren haben soll."

Die beiden Freunde trennten sich und Kleintaler fuhr zu seiner Dienststelle zurück. Dort wartete bereits Carlo Salerno auf die Rückkehr seines Chefs.

„Herr Kleintaler", begann er, „ich habe jetzt endlich das Untersuchungsergebnis von dem Unfallwagen von Frau Dr. Blechinger bekommen und den Obduktionsbericht. Dreimal habe ich nachfordern müssen, aber der Obduktionsbericht hat es in sich."

„Warum? Hat sie sich etwa vergiftet?", scherzte der Kommissar.

„Nein, sie war schon tot, als der Unfall passierte. Herzstillstand! Vermutlich Sekunden vor dem Aufprall."

„Wirklich?" Kleintaler war für einen Moment sprachlos, dann fuhr er fort. „Sekunden vor dem eigentlichen Aufprall? Das erklärt aber nicht die überhöhte Geschwindigkeit. Das ist sehr merkwürdig. Vielleicht Herzstillstand aus Angst? Was wurde sonst noch festgestellt?"

„Nichts Offensichtliches. Lenkung, Bremsen, alles war in Ordnung, der Wagen war im Neuzustand. Es gibt nur eine klitzekleine Auffälligkeit."

„Welche?

„Die Kollegen von der Kriminaltechnik haben sogar den Kilometerstand überprüft. Er wurde mit 41 Kilometern ausgeliefert, sagt das Bordbuch. Von Wollaberg bis zur Unfallstelle sind es genau 35,5 Kilometer das wurde nachgemessen. Also hätte der Tachostand 76,5 Kilometer betragen müssen. Er beträgt aber nur 75,5 Kilometer – ein Kilometer fehlt."

„Messen Sie dem eine größere Bedeutung zu?", schmunzelte Kleintaler.

„Wissen Sie, Chef, wenn es mehr Kilometer gewesen wären, hätte ich gedacht, naja, sie hat halt schon mal ein paar Runden gedreht, wäre ja zu verstehen, bei so einem Auto. Aber es fehlt ein Kilometer und sie ist garantiert nicht rückwärts gefahren." Carlo Salerno musste über seinen Witz am lautesten lachen.

Nun meldete sich auch Monika Sauer zu Wort. „Herr Kleintaler, die „Kliniken GmbH", Ihr Freund Dr. Stein und die Krankenhausverwaltung waren alle sehr kooperativ. Ich habe die Unterlagen über sämtliche Wartungs- und Renovierungsarbeiten der letzten zehn Jahre durchgesehen. Mein Gott verschlingt so ein Krankenhaus Geld. Allein die Modernisierung der beiden OP-Säle vor drei Jahren belief sich auf 4,5 Millionen Euro. Die neue Aufzugsanlage auf 1,6 Millionen. Die Auftragsvergaben waren immer in Ordnung, immer gegengezeichnet. Die Modernisierung hat eine Nürnberger Firma vorgenommen, den Aufzug eine Firma aus München. Ich habe mir von allen Firmen eine Liste der Mitarbeiter schicken lassen, die hier im Krankenhaus gearbeitet haben. Die Namen habe ich dann erst einmal durch unser Inpol- und unser IGVP-Programm gejagt, wegen möglicher Vorstrafen und dann nachgesehen, ob jemand von denen mal hier im Krankenhaus behandelt worden ist, also Zugang zu dem „Herz des Krankenhauses" hatte."

„Und, waren Ihre Fleißaufgaben erfolgreich?"

„Nichts, kein Vorbestrafter darunter, keine Übereinstimmung mit Patienten, einfach nichts. Nur zwei Personen konnte ich noch nicht identifizieren. Zwei Techniker eines Service-Unternehmens haben im Juli 2014 Wartungsarbeiten durchgeführt. Das weiß ich von Dr. Stein. Es gibt weder einen Firmennamen, noch einen Auftraggeber, noch eine Abrechnung. Alles sehr merkwürdig."

„Vielen Dank für Ihre ausgezeichnete Arbeit. Und deshalb lade ich Sie jetzt in unser Traditionsgasthaus zum Mittagessen ein. Ich rufe nur noch schnell Dr. Stein an und dann geht es auf zum Schweinebraten."

Der Kommissar erreichte seinen Freund am Smartphone. „Franz, eine Frage", fiel er gleich mit der Tür ins Haus, „sag mal die verunglückte Anästhesistin, die Blechinger, war die herzkrank? Hatte die einen Herzfehler?"

„Wie kommst du denn da drauf? Auf keinen Fall! Erstens war sie noch recht jung und zweitens müssen wir alle zwei Jahre zu einem Gesundheitscheck, und der ihre lag erst ein halbes Jahr zurück. Wenn da was gewesen wäre, hätten die Kollegen das doch sicher bemerkt. Aber warum fragst du mich so etwas?"

„Ich habe ihren Obduktionsbericht vor mir liegen und nach dem ist sie an einem Herzversagen gestorben, allerdings erst Sekunden vor dem Unfall. Sie war definitiv tot, als der Wagen aus der Kurve flog."

„Auch wenn ich es nicht glauben kann, in dem Obduktionsbericht steht sicherlich nichts Falsches. Aber warum passiert einer so jungen Frau so etwas Schreckliches? Unfassbar!"

„Ich glaube, Franz, das nennt man Schicksal. Und davor sind wir alle nicht gefeit." Ein nachdenklicher Kommissar beendete das Gespräch.

Eine halbe Stunde später saß das Team im Biergarten des Traditionsgasthauses. Kleintaler hatte sich ein Weißbier bestellt, Carlo und Monika jeweils eine Apfelsaftschorle. Während sie auf ihr Essen warteten, gab der Kommissar ihnen Nachhilfe über die Geschichte Waldkirchens.

„Dieses Wirtshaus gibt es schon seit Anfang des 19. Jahrhunderts. Seit 1871 ist es im Besitz der Familie Meindl. Der berühmte Schriftsteller, Hans Carossa, hat hier übernachtet, wenn er sich mit unserer Heimatdichterin Emerenz Meier austauschen wollte. Die Emerenz ist dann 1906 nach Chicago ausgewandert. Sie müssen wissen, im Bayerischen Wald herrschte damals bittere Armut. Da hätte sich so ein Modehaus wie das da oben" – er deutete in Richtung oberer Marktplatz – „nicht halten können. Das Modehaus ist heute unser Aushängeschild. Im Haupthaus und den beiden rechts stehenden Häusern könnt ihr nach Herzenslust shoppen, ihr braucht nur das nötige Kleingeld. Links davon steht unser „Bayerwalddom", die Stadtpfarrkirche St. Peter und Paul. Sie ist mehrfach abgebrannt und gegen Ende des Krieges völlig zerstört worden, aber die Waldkirchner haben sie immer wieder aufgebaut."

Monika Sauer und Carlo Salerno waren froh, als die Wirtin das Essen brachte. Kleintaler und der „Frankenitaliener" hatten sich für den Schweinebraten entschieden, Carlo für drei Knödel und eine doppelte Portion Sauerkraut, Monika Sauer war auf Nummer sicher gegangen und aß Wiener Schnitzel mit Pommes. Nach dem Essen unternahmen sie eine kleine Spazierfahrt. Von der Ringmauerstraße über die Färber-Kreuzung und die Passauer Straße bis zum Krankenhausparkplatz. Sie stiegen aus und umrundeten das Gebäude. Vor dem Haupteingang blieben sie stehen.

„Ich wollte Ihnen nur einmal das Haus zeigen, das uns seit Monaten beschäftigt und von dem ich glaube, dass es uns noch länger beschäftigen wird." Kommissar Kleintaler wusste zu diesem Zeitpunkt noch nicht, wieviel Wahrheit in seiner Prophezeiung lag.

Waldkirchen, Donnerstag, 17. Dezember 2015

Felix hatte an diesem Donnerstag seine Schreinerei schon um 15 Uhr geschlossen, damit ich rechtzeitig zu der Gründung des Helferkreises in das Modehaus in Waldkirchen kommen konnte. Im großen Besprechungszimmer hatten sich neben Bürgermeister Herzog, die Vertreter der beiden Kirchen sowie einige Waldkirchner Bürger versammelt. Ich erkannte den graubärtigen ehemaligen Bäckermeister Toni, die Seniorchefin des Modehauses und zu meiner Überraschung auch Marianne und Georg. Ich suchte mir einen Platz neben den beiden. „Hey ihr zwei, schön dass ihr auch hier seid. Wollt ihr euch ebenfalls in dem Helferkreis engagieren?" Kleintaler nickte nur stumm, denn Bürgermeister Herzog ergriff das Wort und begrüßte die Anwesenden. „Meine Damen und Herren, ich möchte Sie zunächst über die aktuelle Flüchtlingssituation informieren, soweit sie unsere Stadt betrifft. Wie Sie wissen, werden die nach Österreich gelangten Flüchtlinge mit Bussen an die deutsche Grenze gebracht, wo man ihnen den Weg nach Deutschland weist. In den letzten Tagen sind jeweils rund 900 Flüchtlinge bei Wegscheid über die Grenze gekommen. In Simbach sind vor wenigen Tagen zwei Asylbewerber in den Inn gesprungen, weil sie Angst hatten, nicht nach Deutschland zu gelangen. Sie konnten in letzter Minute gerettet werden. Der Passauer Landrat spricht von „einer Völkerwanderung größten Ausmaßes". Wir dürfen aber nicht vergessen, dass hinter all den Flüchtlingen menschliche Schicksale stehen. Auch wenn die große Zahl manch einem Angst macht, ist es unsere Aufgabe humanitäre Hilfe zu leisten. Wir haben hier in Waldkirchen eine Unterkunft herrichten lassen, in die wir in den nächsten Tagen rund einhundert sogenannte „unbegleitete Jugendliche" aus Nigeria und Afghanistan einquartiert bekommen. Wie lange diese jungen Menschen bei uns bleiben, kann ich nicht sagen, jedoch ist es mir ein Anliegen, im Rahmen des Machbaren sinnvolle Integrationsarbeit zu leisten. Aus diesem Grunde habe ich Sie heute Abend eingeladen. Meine Absicht ist es, einen Helferkreis zu gründen, der sich um sogenannte Paten kümmert, die Deutschunterricht erteilen, Freizeit mit den Jugendlichen organisieren, sie eventuell in Sportvereine bringen und vieles mehr."

Der Bäcker-Toni erklärte sich bereit, zusammen mit dem Leiter der Unterkunft diesen Helferkreis aufzubauen. Die Seniorchefin des Modehauses versprach in dessen Räumlichkeiten eine „Kleiderkammer" auszustatten. Nur der katholische Stadtpfarrer – eine Art Elvis Presley-Verschnitt – ging frühzeitig und erklärte zu unser aller Überraschung, dass er als katholischer Seelsorger keinen Platz in diesem Helferkreis für Muslime habe.

Ich wandte mich an meinen Ex-Vorgesetzten: „Und du, Schos, wie willst du dich in den Helferkreis einbringen? Weißbiertrinken ist nicht, das sind alles – wie du eben gehört hast – Muslime, die haben von ihrem Herrgott absolutes Alkoholverbot bekommen."

„Tina, ich werde meine Kontakte spielen lassen und schauen, ob ich nicht ein paar von ihnen in einer Lehrstelle unterbringe, denn wir werden in Zukunft Fachkräfte brauchen. Aber weil du gerade von Weißbier sprichst, kommst du noch mit in die Pizzeria, Marianne und ich haben Hunger und Durst."

„Aber sicher.", antwortete ich, wenn Felix schon mal Vaterdienst hat, dann nutze ich meinen Freigang auch aus."

Eine halbe Stunde später machten sich die beiden über eine Pizza Speziale her und ich ließ mir meinen Meeresfrüchte-Salat schmecken.

„Was macht denn dein Krankenhaus-Fall? Bist du schon einen Schritt weiter gekommen?"

„Ach Tina, wenn du wüsstest. Mittlerweile bin ich mir nicht mal mehr sicher, ob es überhaupt ein Fall ist. Vielleicht ist alles wirklich nur Zufall. Es gibt zwar ein paar kleine Ungereimtheiten, aber nichts wirklich Greifbares. Auch die Passauer Kollegen treten auf der Stelle. Wenn sich nichts Außergewöhnliches mehr ergibt, kann es sein, dass die Ermittlungen eingestellt werden."

Der Kommissar berichtete mir von einem Herzstillstand, der dem Unfalltod der Anästhesistin vorausgegangen war, von dem fehlenden Kilometer und den beiden unbekannten Technikern, aber es wurde deutlich, dass tatsächlich alles nur sehr vage war.

„Ich bin die Route von Dr. Blechinger abgefahren, ich habe mir die Unfallstelle genau angesehen, aber ich konnte nichts erkennen, was sie vielleicht zu Tode erschreckt haben könnte. Möglicherweise hatte sie Herzkrämpfe, die dem völligen Versagen vorausgingen. Ich glaube, wir werden es nie genau wissen. In dieser Kurve kreuzt ein Waldweg die Straße, den habe ich mir ebenfalls sehr gründlich angesehen. Dort gab es zwar jede Menge an Reifenspuren, die ich fotografiert habe, aber, die können auch von forstwirtschaftlichen Fahrzeugen stammen."

„Schos, hast du eigentlich irgendwann einmal mit dem Herrn Nebel gesprochen, dem Ehemann und Vater der beiden Verstorbenen?"

„Nein, ich hatte ja keinen Anlass. Er ist das eigentliche Opfer. Was sollte er mit dem Stromausfall zu tun haben, bei dem er seine Familie verloren hat? Er war zu dieser Zeit in seinem Ferienhaus am Erlauzwiesler See, das ist sicher. Was sollte er mit Dr. Gundula Blechinger zu tun haben? Gut, sie war eine der beiden Anästhesistinnen, aber weder sie noch ihre Kollegin trifft wohl eine Schuld an dem Tod seiner Frau und seiner Tochter. Ich weiß, dass er irgendwo in Franken wohnt, das ist aber auch alles."

In diesem Augenblick ging die Tür des Lokals auf und Dr. Franz Stein erschien in Begleitung einer bemerkenswert hübschen Frau. Sie war klein, schlank und zierlich, wirkte aber dennoch sehr weiblich. Das Bemerkenswerteste war allerdings ihr naturroter Lockenkopf, den sie mit einer modischen Kurzhaarfrisur gebändigt hatte. Aus ihrem hellen, mit Sommersprossen übersäten Gesicht lachten zwei große grüne Augen. Sie wirkte sehr aufgekratzt, während Dr. Stein mit nicht geringem Besitzerstolz auf seine Begleiterin herabblickte.

„Das ist ja die Fleischmann", entfuhr es Marianne Kleintaler, „ich wusste ja gar nicht, dass die beiden beieinander sind. Schos, hat dir der Franz davon etwas gesagt?"

„Bin ich froh, dass du einmal nicht alles weißt", entgegnete ironisch ihr Ehemann, „und nein, ich weiß auch nicht alles und was heißt schon „beieinander sein"? Sie sind ja schließlich Kollegen."

Marianne winkte den beiden heftig und signalisierte ihnen näherzukommen. „Marianne, lass das, vielleicht wollen die beiden alleine sein." Kleintaler wirkte ein wenig verärgert. Einen kurzen Augenblick später traten die beiden an ihren Tisch. Ich rückte automatisch auf meiner Bank etwas zur Seite, um Platz für das neue Paar zu schaffen.

„Guten Abend, Franz", begrüßte Georg Kleintaler seinen Freund, „guten Abend Frau Dr. Fleischmann? Was treibt euch denn zu so später Stunde noch in die Pizzeria?"

„Vermutlich der Hunger", konterte der Chirurg. „Frau Dr. Fleischmann und ich – ich glaube ihr kennt euch – waren noch beim Alfred auf einen Glühwein und da wir keinen Appetit auf Bratwurst hatten, sind wir hier gelandet."

In Gedanken ergänzte ich Dr. Steins Worte: „… keinen Appetit auf eine Bratwurst, aber auf eine scharfe Rote schon", und hatte Mühe mein Grinsen zu verstecken. Dennoch schaute mich mein Ex-Vorgesetzter irritiert an und schüttelte etwas missbilligend seinen Kopf.

„Und wo kommt ihr her?", wandte sich nun die Anästhesistin an Marianne Kleintaler, „warst du mit deinem Mann auch noch auf einen Glühwein aus?"

Marianne schüttelte den Kopf und klärte die beiden über den neu gegründeten Helferkreis auf. Mit der Einladung: „Wollt ihr euch nicht zu uns setzen?", schloss sie ihre kleine Rede ab.

„Seid uns nicht böse, wir müssen noch ein paar berufliche Sachen besprechen und das würde euch bestimmt die Stimmung verderben. Außerdem wird da drüben gerade ein kleiner Tisch frei. Einen schönen Abend noch und lasst es euch weiterhin schmecken." Mit diesen Worten wandten sich die beiden ab und nahmen in der entgegengesetzten Ecke des Gasthauses Platz. Nach einer guten halben Stunde verließen wir alle das Lokal.

„Von wegen „wir müssen noch ein paar berufliche Sachen besprechen…", ahmte Marianne ihren Chef nach, als wir uns vor der Pizzeria verabschiedeten, „ich sage euch da läuft was zwischen den beiden oder wird Prosecco jetzt schon medizinisch verordnet. Ich glaube, ich muss mich morgen Vormittag im Krankenhaus mal schlau machen."

„Sie kann das Tratschen einfach nicht sein lassen", stöhnte der Kommissar und zog seine Frau zu seinem alten Passat. Und auch ich war neugierig, was meine beiden Männer zuhause in meiner Abwesenheit alles angestellt hatten.

Waldkirchen, Dienstag, 22. Dezember 2015

Es war sehr ruhig in Kommissar Kleintalers Dienststelle an jenem Morgen kurz vor Heiligabend. Monika Sauer hatte sich schon in den Weihnachtsurlaub verabschiedet, wie viele andere Kollegen auch, nur Carlo Salerno saß noch vor seinem Computer.

„Na, Carlo, sind Sie mit ihrem fehlenden Kilometer schon weitergekommen?"

„Nein, Chef, ich habe unzählige Autowerkstätten angerufen, sogar mit dem TÜV-Südbayern habe ich mich verbinden lassen und überall die gleiche Antwort erhalten: Sie müssen sich irren, Herr Polizeimeister. Das ist sicher ein Rechenfehler, was sollte es denn sonst sein. Das ist echt frustrierend, und immer hatte ich das Gefühl, nicht ganz ernst genommen zu werden. Ich bin schon so weit, dass ich beinahe glaube, dass alle anderen Recht haben und ich mich einfach verrannt habe."

„Carlo, schalten sie über die Feiertage einfach ab, lassen Sie sich reich beschenken, vielleicht ergibt sich im neuen Jahr etwas, das uns weiter bringt. Ich wünsche Ihnen jedenfalls ruhige und besinnliche Feiertage, auch wenn das sehr altväterlich klingt."

„Danke, Chef, das wünsche ich Ihnen und Ihrer Frau auch. Was machen Sie eigentlich an den Feiertagen? Bescherung, Kirchgang, Festessen mit der Familie?"

„Oh nein, Carlo, Marianne und ich, wir haben keine Kinder und auch keine Familie, deshalb werden wir beide uns einfach erholen, außerdem habe ich zwischen den Jahren Bereitschaft, und irgendetwas passiert immer."

In diesem Augenblick läutete Kleintalers Smartphone. Dr. Stein rief an. „Guten Morgen, hast du Zeit oder musst du gerade Verbrecher jagen? Ich würde dich gerne zu einem vorweihnachtlichen Weißwurstfrühstück ins „Golfstüberl" einladen."

„Gerne, momentan ist es wirklich sehr ruhig, sogar an der Grenze. Es scheint so, als ob die Flüchtlinge unseren Weihnachtsfrieden einhalten würden."

„Ich glaube, es liegt eher daran, dass alle österreichischen Busfahrer schon im Weihnachtsurlaub oder beim Skifahren sind."

Zwanzig Minuten später saßen sich die beiden Freunde in Poppenreut bei einem Weißbier und ausreichend Weißwürsten mit süßem Senf und Laugenbrezeln gegenüber.

„Schieß los, Franz, wann darf ich deinen Trauzeugen machen? Wann läuten denn die Hochzeitsglocken?", flachste der Kommissar.

„Ich wollte dir eigentlich zunächst Neuigkeiten aus dem Krankenhaus präsentieren, aber wenn dir mein Liebesleben wichtiger ist, dann fangen wir halt damit an." Stein nahm einen großen Schluck Weißbier und begann zu erzählen. „Ich bin in den letzten Monaten ein wenig ins Grübeln gekommen. Du weißt, dass ich immer viel und gerne gearbeitet habe und der Satz: *Ich bin mit meinem Krankenhaus verheiratet, da brauche ich keine Frau"*, den konntest du sicher kaum mehr hören. Jetzt wird mein Krankenhaus zugesperrt, ich soll vielleicht in Freyung weiterarbeiten. Eine Würdigung meiner jahrzehntelangen Tätigkeit ist das nicht gerade. Eigentlich bin ich stinksauer. Ich werde bald fünfzig Jahre alt, und wer weiß, wie viele gute Jahre noch bleiben."

„Franz, lass das Selbstmitleid. Du hast mit Frau Dr. Fleischmann einen Volltreffer gelandet. Ich sehe dich zum ersten Mal ein wenig verliebt, genieße den Zustand so lange wie möglich."

„Du hast ja Recht. Wirklich, mich hat es zum ersten Mal so richtig erwischt, und das Gefühl ist super. Weißt du Irmgard und ich, wir arbeiten ja schon seit geraumer Zeit zusammen, und auf sie war immer hundertprozentiger Verlass. Sie ist eine fabelhafte Frau. Naja, und nach einer schwierigen OP sind wir uns vor ein paar Wochen näher gekommen. Einfach ausgedrückt: Es hat gefunkt. Und seitdem tasten wir uns in eine gemeinsame Zukunft. Und das mit dem Trauzeugen wirst du rechtzeitig erfahren. Apropos, habt ihr nicht Lust, am zweiten Weihnachtstag mittags zu uns zum Essen zu kommen? Ich glaube, Irmgard möchte euch gerne zeigen, dass sie auch eine gute Köchin ist."

„Ich sag schon mal zu, denn ich könnte meine rechte Hand verwetten, dass Marianne schon vor Neugierde platzt, die Frau an deiner Seite auch privat kennenzulernen. Sie wird sich so eine Gelegenheit nicht entgehen lassen. Aber jetzt erzähl mal, was gibt es Neues aus dem Krankenhaus?"

„Ich hatte gestern ein langes Telefonat mit Frau Dr. Heroldsbacher, in dem sie mir zunächst Einzelheiten über den Ausbau des Freyunger Krankenhauses mitteilte. Ich habe artig zugehört, obwohl mir viele Einzelheiten einfach hirnrissig vorkamen, weil dazu einfach das Geld fehlt, von den Räumlichkeiten ganz zu schweigen. Aber vermutlich wird in beiden Fällen der Bezirk helfend eingreifen, damit das Gebilde „Zentralkrankenhaus" Wirklichkeit werden kann. So ganz nebenbei fiel die Bemerkung, dass der Landrat mit dem Gedanken spielt, das Waldkirchner Krankenhaus zu verkaufen, auch um Geld in die „KKK – die Krankenhauskriegskasse" zu spülen. Wie die medizinische Versorgung zukünftig im südlichen Landkreis aussehen wird, hat sie elegant verschwiegen. Übrigens, sie hat sich auch über meine Zukunft noch keine Gedanken gemacht, aber das hatte ich auch nicht erwartet."

Aus dem letzten Satz des Chirurgen klang Bitterkeit, Deshalb fügte Kleintaler schnell an: „Naja, Franz, es muss sich zunächst ein Investor finden, der das Gebäude kauft und umbaut. Das kann lange dauern."

Kurz darauf beendeten die beiden Freunde ihr Weißwurstfrühstück und kehrten an ihre Arbeitsplätze zurück.

Wenige Minuten vor Feierabend klingelte Kleintalers Telefon. „Polizeistation Waldkirchen, Kleintaler." „Mitterlechner hier. Bin ich da richtig bei der Waldkirchner Polizei?"

„Ja, das sind Sie, Herr Mitterlechner." Der Stimme nach zu urteilen war Herr Mitterlechner nicht mehr jung und Behördentelefonate gehörten nicht in seinen Alltag. Kleintaler notierte sich sicherheitshalber die Telefonnummer, die am Display erschienen war, es war eine Nummer aus Österreich, genauer aus Rohrbach.

„Wissen Sie, Herr Kommissar vielleicht hat das gar nichts zu bedeuten, aber meine Frau hat mir jetzt keine Ruhe gelassen, damit ich endlich anrufe, weil mich das schon seit Monaten beschäftigt."

Kleintaler wusste, dass das Gespräch automatisch aufgezeichnet wurde und lehnte sich entspannt zurück. „Herr Mitterlechner, verraten Sie mir, was Sie so lange schon umtreibt?"

„Es geht um den Unfall Mitte August kurz hinter Schlägl. Wissen Sie, ich wohne in Natschlag und in dem Wald, wo der Unfall passiert ist, da gehe ich regelmäßig Schwammerl suchen, also Pilze, wenn Sie wissen, was ich meine."

„Und da haben Sie an dem Unfalltag eine wichtige Beobachtung gemacht", versuchte Kleintaler das Gespräch zu beschleunigen.

„Ich weiß nicht, ob sie wichtig ist, aber meine Frau liegt mir schon seit Wochen in den Ohren, dass ich mal anrufen soll."

„Und, Herr Mitterlechner, was haben Sie denn beobachtet?" Der Kommissar trommelte leise, aber ungeduldig auf die Schreibtischplatte.

„Herr Kommissar, ich war zwei Tage vorher Schwammerl suchen und dort, wo der Waldweg die Straße kreuzt, da stand an diesem Tag ein Harvester, und zwar ein riesengroßer. Den hatte ich vorher noch nie dort gesehen. Wissen Sie, was daran merkwürdig war? Der Wald gehört dem alten Sonnleitner, der ist schon gut in den Achtzigern. Der würde nie einen Baum aus seinem Wald hergeben, so geizig wie der ist. Und da habe ich mich gefragt: Was macht der Harvester dort?"

„Herr Mitterlechner, konnten Sie einen Firmennamen auf dem Harvester erkennen?" Urplötzlich war Kleintalers Jagdinstinkt geweckt. Diese Beobachtung konnte ihn vielleicht in dem mysteriösen Autounfall weiterbringen.

„Leider nein, Herr Kommissar, aber ich denke, so viele Firmen mit einem so teuren Fahrzeug wird es bei uns nicht geben."

Der Kommissar notierte sich die Personalien Mitterlechners und wünschte ihm und seiner Familie ein frohes Weihnachtsfest. Dann wandte er sich an Carlo Salerno: „Carlo, können Sie herausbekommen, wer in der Gegend zwischen Aigen und Rohrbach im Mühlviertel in Oberösterreich einen Harvester besitzt?"

Wenige Minuten später hatte Kleintaler die einzige Adresse auf seinem Rechner. Er wählte eine Nummer in Weichsberg. „Holzschlägerung Buchecker, Buchecker am Apparat, habe die Ehre."

„Polizeistation Waldkirchen, Kommissar Kleintaler, ich grüße Sie. Herr Buchecker, ich hätte eine Frage. Haben Sie in Ihrem Betrieb einen Harvester, und wenn ja, wo war dieser am 18. August dieses Jahres im Einsatz?"

„Herr Kommissar, einen Augenblick bitte, ich rufe das Datum mal auf. Wir haben einen Harvester, einen John Deere 1270G. Und jetzt sehe ich gerade .... 18. August sagen Sie .... Ja, ich erinnere mich, das war sehr merkwürdig."

„Was war denn so merkwürdig?", Kleintaler wurde neugierig.

„Wissen Sie, wir haben schon Anfang August eine telefonische Anfrage erhalten, ob wir in einem Waldgebiet in der Nähe von Aigen-Schlägl ein Areal von drei Hektar ernten könnten. Der Auftraggeber, ein gewisser Josef Müller war persönlich hier und hat eine Anzahlung geleistet – in bar. Das ist unter Waldbauern durchaus üblich. Die Schlägerung sollte am Mittwoch, dem 19. August beginnen. Der Auftraggeber würde vor Ort sein und uns einweisen. Wir haben dann schon am Montagmorgen den Harvester an dem benannten Waldweg abgestellt, auch das ist üblich, damit wir am Mittwochmorgen gleich beginnen könnten. Allerdings hat sich der Auftraggeber nie wieder gemeldet und auch die Anzahlung nicht zurückgefordert. Das ist jetzt nicht mehr üblich, sondern merkwürdig."

„Dann haben Sie auch sicherlich keine Adresse oder Telefonnummer von dem unbekannten Auftraggeber? Können Sie ihn zumindest beschreiben?"

„Leider wurde die Telefonliste bereits gelöscht. Ja, und beschreiben... Er war mittelgroß, um die vierzig Jahre alt, trug – wie heute üblich – einen Bart, schwarz-grau-meliert, und er fuhr einen schwarzen Pickup, aber fragen Sie mich nicht nach Fabrikat oder Kennzeichen."

„Noch eine letzte Frage, Herr Buchecker: Als Sie Ihren Harvester wieder abgeholt haben, war er vielleicht kurzgeschlossen worden, war der Kilometerstand verändert oder irgendetwas merkwürdig an diesem Fahrzeug?"

„Meine Leute haben nichts dergleichen festgestellt. Aber Herr Kommissar, solche hochtechnischen Fahrzeuge werden heute nicht mehr geknackt oder kurzgeschlossen, die werden ausgelesen, und das kann man nur schwer feststellen. Der Kilometerstand war unverändert, allerdings notieren wir nur die volle Kilometerzahl. Und ansonsten arbeitete unser Harvester wie immer."

Kleintaler war von dem Ergebnis des Gesprächs enttäuscht, er hatte sich mehr erhofft. Er bedankte sich bei dem Unternehmer, wünschte ihm ein frohes Weihnachtsfest und legte auf.

„Chef, Sie sehen nicht gerade glücklich aus. War das Gespräch so unergiebig?"

„Carlo, ich weiß es nicht, aber halten wir fest: merkwürdiger Harvester-Auftrag, Unbekannter um die Vierzig mit schwarz-grau meliertem Bart. Vielleicht wird uns das im neuen Jahr mal weiterhelfen."

Waldkirchen, Sonntag, 3. Januar 2016

Die Weihnachtsfeiertage waren ruhig verlaufen, das Essen bei Franz
Stein ein voller Erfolg gewesen, denn Irmgard Fleischmann hatte sich
nicht nur als eine phantastische Köchin erwiesen, sondern auch als
eine bezaubernde Gastgeberin. Franz und Irmgard war ihr Glück zu
gönnen. Der Jahreswechsel war fast unbemerkt erfolgt und nun stand
der Neujahrsempfang der Stadt Waldkirchen auf dem Programm.
Bürgermeister Herzog hatte geladen und alle Orts- und Überortsbedeu-
tis waren gekommen, auch Georg Kleintaler. Marianne hatte allerdings
die Teilnahme verweigert, ihr war der sonntägliche „Tatort" die span-
nendere Alternative. Am Eingang zum Saal des Bürgerhauses begrüßte
der Bürgermeister die ankommenden Gäste, dann wurden sie von dem
neuen City-Manager Stefan Holler – gekleidet im spätmittelalterlichen
Nachtwächterlook – majestätisch vorausschreitend zu ihren Plätzen
begleitet. Nach der Begrüßung durch den Bürgermeister, der sich einige verbale Spitzen wegen der geplanten Auflösung des Krankenhauses
nicht verkneifen konnte, folgte das Grußwort des Landrates Vinzenz
Lochner, der dieses Thema mit keinem Wort erwähnte. Die politischen
Gräben waren offensichtlich sehr tief. Im Anschluss daran ließ der
zweite Bürgermeister in einer umfassenden Power-Point-Präsentation
noch einmal die Höhepunkte des abgelaufenen Jahres Revue passieren – quasi Selbstbeweihräucherung ob der eigenen Erfolge. Kleintaler hatte Zeit, sich umzusehen, wer gekommen war. Der Stadtrat war
fast vollständig erschienen, die Abgeordneten aller politischen Parteien
lächelten ebenso professionell in die Runde wie die Bürgermeister der
Nachbargemeinden. Neben den Ehrenbürgern hatten die Vertreter der
Geldinstitute Platz genommen. Zwischen dem evangelischen und dem
katholischen Geistlichen entdeckte Kleintaler zu seiner Überraschung
Frau Dr. Katharina Heroldsbacher. In ihrem kleinen Schwarzen, zu
dem sie ein cremefarbenes, langarmiges Jäckchen trug, wirkte sie auf
den Kommissar noch anziehender als auf der Pressekonferenz. Kleintaler konnte den Blick nicht von ihrem makellosen Gesicht abwenden,
von ihren vollen roten Lippen, dem kleinen Leberfleck, den faszinieren-
den Augen. Plötzlich bemerkte er, dass auch sie ihn schon längere Zeit

aufmerksam gemustert hatte. Mit einem ertappten Lächeln grüßte er sie, ein Gruß, den sie ebenso erwiderte. Die Verteilung der Ehrenbriefe für besonderes ehrenamtliches Engagement zog sich in die Länge. Die Geschäftsführerin der „Kliniken GmbH" täuschte ein leichtes Gähnen vor, Kleintaler verdrehte die Augen. Einverständnis war hergestellt, sie lächelten sich an.

Nachdem die Stadtkapelle mit der Titelmelodie aus dem gleichnamigen Leinwandepos „Spiel mir das Lied vom Tod" den offiziellen Teil des Abends beendet hatte, begann die Schlacht am Kalten Buffet. Der Kommissar hatte beim Hinausgehen ins Foyer einige Bekannte begrüßt, hier und da ein wenig Smalltalk ausgetauscht, dabei aber Katharina Heroldsbacher nicht aus den Augen gelassen. Diese stand nun, umringt von Landrat Lochner und mehreren Abgeordneten der bayerischen Staatspartei an einem Bistrotisch und nippte an einem Glas Weißwein. Der Kommissar hielt sich an einem Pilsfläschchen fest und unterhielt sich mit einem ehemaligen Bundestagsabgeordneten, der zwar auch der Staatspartei angehörte, den er aber trotzdem sehr schätzte. Nachdem sie die bayerische Innenpolitik ausreichend erörtert hatten, wagten sie sich ans Kalte Buffet, das schon etwas abgeräumt aussah.

„Nehmen Sie bitte nicht die Lachsbrötchen, die sind grausam, der Camembert ist gut, der kalte Braten ausgezeichnet", empfahl ihm eine angenehm dunkle Stimme im Hintergrund. Frau Dr. Heroldsbacher hatte sich hinter dem Kommissar angestellt, ihr Weißweinglas sowie einen kleinen Teller in den Händen. Kleintaler bediente sich wie empfohlen und fragte dann die Geschäftsführerin: „Darf ich Ihnen auch noch etwas auflegen, Frau Dr. Heroldsbacher?"

„Gerne, bitte das Gleiche wie Sie, Herr Kommissar." Kleintaler füllte ihren Teller und sah sich suchend um.

„Da hinten, neben der Glastür, scheint mir ein Tisch frei zu sein, den können wir nehmen, falls Ihnen meine Gesellschaft recht ist."

„Das versteht sich wohl von selbst, Frau Dr. Heroldsbacher. Mit der derzeit interessantesten Frau des Landkreises an einem Tisch zu stehen, was gibt es für einen Mann wie mich Schöneres?"

„Sie meinen mit „interessant" wohl sicher meinen neuen Job als Geschäftsführerin der „Kliniken GmbH", oder?"

„Ich meinte die Frau, die mir gegenübersteht, denn mit der „Kliniken GmbH" habe ich ja nichts zu tun. Aber Frau Dr. Heroldsbacher gestatten Sie mir eine Frage: Woher kennen Sie mich eigentlich?"

„Sie sind mir schon auf der Pressekonferenz aufgefallen und dann habe ich nur Positives über Sie erfahren. Sie scheinen ja eine tolle Aufklärungsquote zu haben. Aber gerade weil Sie nichts mit der „GmbH" zu tun haben, sollten wir einfach das Förmliche sein lassen, ich heiße Katharina und Sie?" Die Geschäftsführerin erhob ihr Glas.

„Georg, aber meine Freunde nennen mich Schos, so ist halt der Dialekt bei uns." Sie prosteten sich zu.

„Schos, wie gehen denn Ihre Ermittlungen um die Vorkommnisse im Krankenhaus und den schrecklichen Unfall von Dr. Frau Blechinger voran?"

„Auch wenn ich Sie jetzt enttäuschen muss, ich arbeite nicht daran. Die drei Todesfälle im Waldkirchner Krankenhaus bearbeitet die Kripo in Passau, beziehungsweise die interne Ermittlung der Krankenhausaufsicht, wie Sie sicher wissen, und der Unfall von Dr. Blechinger war ein Verkehrsunfall, so hat es mir die Polizei in Rohrbach mitgeteilt."

„Dann steht momentan also kein brisanter Fall an, und ich kann hoffen, dass es bis ins Frühjahr hinein so bleibt." Kleintaler schaute etwas irritiert. „Dann haben Sie hoffentlich Zeit genug, um mit mir in Poppenreut Golf zu spielen. Jemand hat mir nämlich verraten, dass Sie ein ausgezeichnetes Handicap haben sollen." Dem entwaffnenden

Lächeln hatte Kleintaler nichts entgegenzusetzen. Katharina Heroldsbacher zog eine kleine Visitenkarte aus ihrer schwarzen Handtasche und gab sie dem Kommissar. „Wenn es notwendig ist, Schos, können Sie mich jederzeit anrufen. Die unterste Nummer ist die meines privaten Smartphones. Ich muss jetzt leider aufbrechen. Es war sehr schön mit Ihnen zu plaudern, ich hoffe wir können das bei Gelegenheit fortsetzen." Mit einem angedeuteten Winken verschwand sie und ließ einen nachdenklichen Kommissar zurück.

„Was hatte sie wohl damit gemeint „… wenn es notwendig ist, können Sie mich jederzeit anrufen." Wann sollte es notwendig sein? Wann sollte er ihre Hilfe benötigen? Oder war der Satz vielleicht ganz anders gemeint? Darüber wollte Kleintaler jetzt allerdings nicht nachdenken.

Polizeiobermeister Georg Stiefelbeck hatte am Vorabend Georg Kleintaler angerufen und ihn gebeten, ihn aus einer Notlage zu befreien. „Weißt du, Schos, mich hat eine Erkältung flach gelegt. Fieber, Schüttelfrost, Kopfweh, eben eine typische Männergrippe und keine Reste vom „Unsinnigen Donnerstag", falls du das vermutest. Und morgen soll ich am Gymnasium in Waldkirchen vor den zehnten Klassen über „Alkohol im Straßenverkehr" referieren. Kannst du das nicht für mich übernehmen? Meine Kollegen hier in Freyung sind alle im Einsatz, haben Urlaub oder sind krank. Du weißt ja selbst, wie dünn unsere Personaldecke ist. Und außerdem brauchst du dich nicht vorbereiten, denn du hast so etwas ja selbst schon gemacht. Du hast auch was gut bei mir." Das mit dem „selbst schon gemacht" stimmte zwar, lag aber Jahre zurück. Kleintaler hatte auch früher den Grundschülern den Fahrradführerschein vermittelt, damals aber war er noch einfacher Polizeimeister gewesen. Der Kommissar war selbstverständlich eingesprungen, hatte gleich Monika Sauer angerufen und sie gebeten, sich ein wenig mit diesem Thema zu befassen.

Nun standen sie im Sekretariat des Johannes-Gutenberg-Gymnasiums und warteten auf den stellvertretenden Schulleiter Dr. Reiner Rippl, der, obwohl die erste Pause im Gange war, noch in einer Besprechung aufgehalten wurde. Monika Sauer trug Uniform. „Das verschafft Autorität, Herr Kommissar", hatte sie dies begründet. Außerdem hatte sie eine große, rechteckige Plastik-Box dabei, deren Inhalt Kleintaler nicht kannte. Das Klingeln der Pausenglocke kündigte das Ende der kurzen Freizeit an. Mit Schwung öffnete sich die Tür zum Sekretariat und Dr. Rippl trat auf die beiden zu. „Guten Morgen Frau Sauer, grüß dich Schos!" Der stellvertretende Gymnasiumschef hatte blitzschnell das Namensschild an der Uniform der jungen Polizeibeamtin gelesen. „Das wird unsere Zehntklässler aber freuen, zumindest die Jungs", flachste Dr. Rippl, „von so einer hübschen, jungen Polizeibeamtin vom Saufen abgehalten zu werden. Erwarten Sie bitte heute keine Konzentrationshöchstleistungen von unseren Schülern, die waren gestern alle auf der

„Weiberroas", auch die Jungs, und jetzt hängen sie in den Seilen. Naja, aber die zwei Stunden werden auch vergehen. Ich gehe schon mal voran, der Filmsaal ist im Untergeschoß, wenn ihr mir bitte folgen wollt." Dr. Rippl war, obwohl er kurz vor seinem Sechziger stand, schlank und wirkte fit. Mit schnellen Schritten führte er die beiden zum Filmsaal, wandte sich dabei an den Kommissar: „Du hast ein wenig Fett angesetzt, mein Lieber. Weniger Weißbier und mehr Joggen würden dir gut tun. Ich lade dich gerne mal ein, ein Stündchen mit mir zu laufen, dann hast du schnell so eine Figur wie die Frau Sauer."

„Reiner, ich weiß nicht, was Marianne dazu sagen würde, wenn ich wie Frau Sauer aussähe", konterte Kleintaler.

Sie waren vor dem Filmsaal angekommen, wo schon neunzig Sechzehnjährige warteten, die sich, nachdem Dr. Rippl den Filmsaal aufgeschlossen hatte, in die Klappsitze fallen ließen. Der stellvertretende Schulleiter stellte die beiden Polizeibeamten vor, und Kleintaler bemerkte, dass der Studiendirektor sich, ohne die Stimme zu erheben, Ruhe unter den Schülern verschafft hatte. Der Kommissar erinnerte sich, dass er einen sehr guten Ruf als Lehrer und großes Ansehen unter seinen Kollegen genoss.

„So, ihr seid jetzt brav, denn das, was euch Frau Sauer und Herr Kleintaler erzählen werden, das braucht ihr alle für euren Führerschein. Ich schaue kurz vor der zweiten Pause wieder rein, bis dahin viel Spaß." Und schon war Dr. Rippl aus dem Filmsaal verschwunden.

Bevor der Kommissar auch nur ein Wort an die Schüler richten konnte, hatte Monika Sauer die Initiative ergriffen, sich vorgestellt und vor allem die Plastik-Box geöffnet, in der sich jede Menge alkoholische Getränke befanden, vom Weißbier bis zu diversen Alkopops hatte sie alles dabei. Aus dem Stegreif erklärte sie den Schülern, wann Alkoholkonsum gefährlich werde, wie man Alkoholkranke erkennen könne und mischte ihren Vortrag immer wieder geschickt mit der Lebenserfahrung der Schüler. Sie definierte den Begriff „Blutalkoholspiegel" und erklärte, wie man ihn berechnen könne, wandte sich an die Schülerinnen und zeigte ihnen auf, warum Frauen weniger Alkohol vertrügen als Männer, warnte vor Restalkohol und ließ die Schüler am Ende, mittels einer Simulationsbrille, erfahren, wie sich Autofahren unter Alkoholeinfluss anfühlt. Die Zehntklässler waren, kurz bevor Dr. Rippl zurückkehrte, nicht nur vom Aussehen der jungen Polizistin begeistert, und Georg Kleintaler staunte, wie kompetent und eloquent sie dieses Thema den Schülern vermittelt hatte. Als sie nach einer kurzen Verabschiedung zum Lehrerparkplatz schlenderten, lobte der Kommissar seine junge Kollegin in den höchsten Tönen. Gerade, als der Kommissar, Monika Sauer beim Einsteigen in seinen alten PKW behilflich war, hielt ein kleiner, schwarzer Sportwagen neben ihnen und Frau Dr. Fleischmann steckte ihren roten Lockenkopf zum Seitenfenster heraus.

„Das ist ja super, Schos, dass ich dich hier treffe, der Franz und ich essen heute in unserem Sternerestaurant zu Mittag , möchtet ihr, Marianne und du, nicht mit dazukommen? Wir hätten auch eine Überraschung für euch. Um 13 Uhr, wir freuen uns." Und schon war sie weg. Die beiden Polizisten fuhren in ihre Dienststelle zurück.

Eine Stunde später genossen die beiden die gedämpfte Atmosphäre des Restaurants sowie die einmalige Aussicht ins Vorland des Bayerischen Waldes. Nach dem Aperitif, einem Glas Champagner, ergriff Franz Stein das Wort: „Georg, du hast mich vor kurzem mal gefragt, wann du meinen Trauzeugen machen darfst? Ganz so weit sind wir noch nicht, aber wir möchten euch beide gern zu unserer Verlobungsfeier am Himmelfahrtstag einladen. Wir haben das Nebenzimmer in einem Freyunger Hotel reserviert und wir werden nur ein ganz kleiner Kreis sein. Wir fangen um 12 Uhr – wie es sich hier gehört – mit dem Mittagessen an und nach dem Kaffeetrinken schauen wir wie es so weitergeht. Ich hoffe, ihr habt Zeit."

„Das ist ja super!" Marianne sprang auf und umarmte Irmgard. „Wann hat er dir denn den Antrag gemacht?", fragte sie neugierig.

„Gestern, und er war nicht sehr romantisch! Weißt du, mein Vermieter ist mit der Miete für mein kleines Appartement in der VdK-Straße ganz schön raufgegangen und da habe ich Franz gefragt, ob ich mir nicht etwas Günstigeres suchen sollte. Und er hat geantwortet, dass es am günstigsten in seinem riesig großen Haus am Waldrand wäre. Naja, und dann kam er aus dieser Kiste irgendwie nicht mehr raus."

„Das ist ihre Version. Eigentlich wollte ich meine kleine Locke schon längst fragen, ob sie meine Frau werden möchte, und am „Unsinnigen Donnerstag" ist es immer eine gute Gelegenheit, deshalb heißt der ja auch so", konterte der Chirurg.

„Irmgard, ganz ehrlich, du hast ein Wunder vollbracht, an das ich schon gar nicht mehr glauben wollte", wandte sich nun Kleintaler an die Ärztin, „was meinst du, was ich alles versucht habe, für den Topf einen passenden Deckel zu finden. Golf spielende Schauspielerinnen habe ich ihm in Poppenreut zugeführt. Keine Regung! Und du schaffst das in wenigen Wochen. Respekt! Und vor allem wünsche ich euch, dass ihr so glücklich werdet wie Marianne und ich." Er hielt plötzlich inne, sah seinen Freund sehr ernst an und sagte: „Jetzt fällt es mir gerade ein, ihr könnt euch ja gar nicht verloben, das ist unmöglich." Als er in ihre fragenden Gesichter blickte fuhr er fort: „Irmgard, wenn ihr heiratet, dann wirst du ja die „Frau vom Stein", und das kann ich nicht zulassen, denn die ist schon dem alten Goethe nicht gut bekommen." Er lachte schallend über seinen gelungenen Witz, stand auf und umarmte die beiden nacheinander. Und dann kam der Hauptgang. Kurz bevor sich die beiden befreundeten Paare trennten, nahm Franz Stein Kleintaler kurz beiseite und flüsterte ihm ins Ohr: „Die Heroldsbacher hat mir heute Morgen mitgeteilt, dass mein Krankenhaus – so wie es aussieht – verkauft werden soll. Einen Käufer scheint man auch schon gefunden zu haben. Sie wollte die Information vertraulich behandelt haben. Dass ich nicht lache, was ist denn in diesem Fall überhaupt noch „vertraulich"? Kleintaler nahm die Information schweigend zur Kenntnis.

An diesem Morgen wusste Kommissar Kleintaler nicht, ob es auf Ostern oder auf den Martinstag zuging, als ihn ein Anruf aus Reut erreichte. Drei Gänse waren angeblich aus einem Hühnerstall gestohlen worden, versicherte der erboste Anrufer, und er konnte auch gleich noch den Täter nennen, es war – so war er sich sicher – sein Nachbar, mit dem er seit Jahren in Streit lag. Also machte sich der Kommissar auf, fuhr in Richtung Karlsbach und bog am Ortsanfang nach Reut ab. Der Tatort lag am Ortsende, dort wo die Dorfstraße in einen Wanderweg mündete, der nach Atzesberg führte. Als der Kommissar eintraf, stand der Anrufer schon vor dem eingezäunten Gelände, in dessen Mitte ein großer Hühnerstall stand. Kleintaler kannte den Mann, der in abgerissenen Cordhosen und einer speckigen, rotkarierten Holzfällerjacke auf ihn wartete.

„Guten Morgen, Herr Nachtmann, Kommissar Kleintaler, Sie haben mich angerufen, stimmt's?"

„Ob das ein guter Morgen wird, wird sich zeigen", raunzte der graubärtige Alte, der schmuddelig und ungepflegt wirkte.

„Zeigen Sie mir mal den Tatort und dann erzählen Sie mir, was passiert ist."

Nachtmann, der schon sehr lange Rentner war und mit Hühnern, Enten, Gänsen und Eiern ein Zubrot verdiente, führte ihn in den eingezäunten Auslauf. „Zwölf Gänse habe ich vorgestern Abend gehabt, als ich das letzte Mal hier war. Zählen Sie jetzt mal nach!"

„Nur noch neun, drei fehlen. Können die weggeflogen sein oder sich ins Freie gekratzt haben?"

„Unmöglich! Die Flügel meiner Viecher sind gestutzt, der Zaun nicht zu überfliegen und tief im Erdreich gesichert. Nein, die sind mir gestohlen worden und zwar von dem Haderlumpen, dem greislichen, dem Hofmann. Das ist mein Nachbar im Dorf, und der ärgert mich seit vierzig Jahren."

„Und woher kommt die Feindschaft?"

„Das ist eine alte und lange Geschichte. Ich habe Ende der Siebziger eine Braut gehabt, die war wirklich schön und die hat er mir ausgespannt und geheiratet. Seitdem sind wir übers Kreuz. Ich habe den Lumpen verflucht! Naja, nach fünf Jahren Ehe mit ihm ist sie dann mit einem anderen auf und davon."

„Und trotzdem sind Sie immer noch verfeindet?"

„Naja, eine Aussöhnung hat sich halt nie ergeben."

Kleintaler nickte, er wusste, wen er vor sich hatte, einen Starrkopf, einen dickschädeligen. Er ließ den alten Mann einsteigen und fuhr mit ihm ins Dorf hinunter. Vor dem Haus des alten Hofmann stiegen sie aus. Auch der stand schon vor der Haustür. Die beiden Kontrahenten glichen sich vom Äußerlichen her aufs Haar, nur dass Hofmanns Cordhose grün war.

„Kommissar Kleintaler! Herr Hofmann, dürfen wir ins Haus kommen, wir haben etwas zu besprechen", begann der Kommissar und zeigte seinen Dienstausweis.

„Haben Sie einen Durchsuchungsbefehl?", fragte der Alte.

„Den brauch ich nicht, ich will ja nur etwas mit Ihnen bereden, und das geht im Haus sicher besser."

Hofmann führte sie in eine Wohnküche, für deren Zustand der Begriff „heruntergekommen" noch geschmeichelt gewesen wäre. Auf einem alten Resopal-Küchentisch stand schmutziges Geschirr, es roch nach angebrannten Zwiebeln und altem Fett. Der Kommissar sah sich um, es ekelte ihn.

„Herr Hofmann, der Herr Nachtmann beschuldigt Sie, ihm drei Gänse aus dem Stall gestohlen zu haben. Was sagen Sie dazu? Haben Sie das gemacht?"

„Was täte ich denn mit dem seinen zähen Viechern?"

„Herr Hofmann, ich will von Ihnen keine Beschreibung und keine Bewertung des Diebesgutes, sondern eine Antwort auf meine Frage: Haben Sie die drei Gänse gestohlen?"

„Na!"

„Können Sie mir dann erklären, warum sich hier auf dem schmutzigen Teller eine blütenweiße Gänsefeder befindet?"

„Na!"

Der Kommissar stand auf und blickte durch eine angelehnte Tür ins Nebenzimmer, das sich als kleine Speis entpuppte, an deren rechter Seite eine große weiße Gefriertruhe stand.

„Herr Hofmann, wenn ich jetzt diese Gefriertruhe öffnen würde", Kleintaler deutete ins Nebenzimmer, „würde ich dann die drei Gänse von Herrn Nachtmann darin finden."

„Na!"

„Kleintaler eilte in die Speis, riss den breiten Deckel der Gefriertruhe auf und blickte auf drei eingefrorene Gänsekörper.

„Herr Hoffmann, können Sie mir das erklären?"

„Na! Vermutlich hat sie mir der Gauner in der Nacht, als ich geschlafen habe, da rein gelegt."

Der alte Nachtmann stand noch immer – überraschend ruhig – in der Mitte der Wohnküche und hatte nicht die Absicht, sein tiefgefrorenes Eigentum in Augenschein zu nehmen. Offensichtlich überlegte er sehr intensiv. Nach einem kurzen Augenblick trat er auf seinen langjährigen Erzfeind zu und streckte die Hand aus.

„Max, wie ich dich jetzt so angeschaut habe, ist mir klar geworden, dass wir beide nicht nur nicht jünger werden, sondern in unserer Feindschaft auch immer dümmer. Ich mach dir einen Vorschlag: Ich schenke dir die Gänse und du lädst mich am Ostersonntag zum Ganserlessen ein, weil kochen kannst du ja sehr gut, und dann reden wir über die vergangenen vierzig Jahre. Ich glaube, Zeit wird es!"

Zögernd ergriff Max Hofmann Nachtmanns Hand. „Naja Sepp, wenn du meinst, dann machen wir es so, aber bezahlen werde ich dir die Gänse schon. Dann bis zum Sonntag, zum Ganserlessen."

„Na dann hat sich die Sache ja erledigt", meinte der Kommissar und verließ die Wohnküche. Auf dem Weg zu seinem Auto ergriff ihn ein eindeutiges Pfadfindergefühl. Die erste gute Tat an diesem Tag war vollbracht.

Als Kleintaler wieder ins Auto stieg, bemerkte er erst, was für ein wunderbarer Frühlingstag begonnen hatte. Die Sonne schien schon bemerkenswert warm, die Vögel jubilierten aus vollen Kehlen und die ersten Buschwindröschen standen am Ufer des Schinderbaches und erhoben stolz ihre weißen Köpfchen. Kleintaler fühlte Frühling. Er ließ den Wagen bis zum Ortsausgang rollen, blickte nach links, wo ein uraltes Bauernhaus stand, das er vor vielen Jahren gerne einmal erstanden hätte. Damals hatte es der Besitzer nicht verkaufen wollen. Der Hof war 1692 erbaut worden, wie es die verwitterte Jahreszahl auf dem Holzbalken über der Eingangstür verkündete. Das Fundament bestand aus Granitquadern, der Aufbau aus schweren Eichenbalken. Stall und Stadel waren unter einem Dach integriert, das mit Holzschindeln gedeckt war. Von der Größe des Gebäudes her zu urteilen, handelte es sich um ein Austragshaus. Kleintaler hätte dieses Kleinod gerne renoviert, doch wollte es der Besitzer eher dem Verfall preisgeben, als es ihm zu verkaufen. Vermutlich war ihm Kleintaler damals nicht einheimisch genug erschienen, und man wollte keine „Fremden" im Dorf, vor allem nicht, wenn sie aus Waldkirchen stammten. Auf dem Grund stand nun ein älterer Mann und mühte sich, dem wuchernden Gestrüpp mit einer Motorsense Herr zu werden. Kleintaler hielt an und stieg aus.

„Haben Sie das alte Anwesen gekauft oder lichten Sie nur das Dickicht?", fragte Kleintaler so laut, dass es der Unbekannte hören musste. Der stellte auch augenblicklich die Motorsense ab und trat auf ihn zu. „Ich habe es gekauft, ein Schnäppchen, und ich werde ein Schmuckstück daraus machen lassen." Der Unbekannte sprach Deutsch, aber – zu Kleintalers Überraschung – mit einem deutlichen amerikanischen Akzent.

„Mein Name ist Kleintaler", stellte sich der Kommissar vor, „Georg Kleintaler, ich wollte vor vielen Jahren dieses Bauernhaus kaufen, aber der Besitzer wollte es damals nicht abgeben."

„Angenehm, Michael J. Roding, ich bin erst letztes Jahr in diese Gegend gezogen, habe das Haus gesehen und mich sofort darin verliebt. Ich habe einen Preis geboten, bei dem der alte Besitzer nicht nein sagen konnte."

„Darf ich fragen, woher Sie kommen, Herr Roding?"

„But shure, eigentlich aus Denver in Colorado, aber tatsächlich habe ich familiäre Wurzeln, die hier in diese Gegend reichen. Und da ich keine Familie habe, habe ich mich entschlossen, eine gewisse Zeit hier in der Heimat meiner Vorfahren zu verbringen."

„Da wird man sich vielleicht etwas häufiger sehen, also herzlich willkommen im Bayerischen Wald. Ich bin Polizeikommissar in Waldkirchen. Wenn ich Ihnen beim Eingewöhnen in der neuen Heimat behilflich sein kann, bin ich gerne zu Diensten."

Kleintaler hatte gewohnheitsgemäß den „Neubürger" genau gemustert. Michael J.Roding war groß gewachsen, schlank und wirkte für sein Alter – der Kommissar schätzte ihn auf Mitte Fünfzig – sehr durchtrainiert. Er hatte kurz geschnittene graue Haare und war – für diese Jahreszeit – bemerkenswert braun gebrannt. Er hatte einen sehr selbstbewussten Eindruck bei ihm hinterlassen.

„Ich werde gerne auf Ihr Angebot zurückkommen, Herr Kleintaler. Wissen Sie, ich bin Geschäftsmann und ich bin nicht hier, um mich zur Ruhe zu setzen. Wenn es geht, dann möchte ich auch in good old Bavaria Geschäfte machen, „good deals", und vielleicht können Sie mir dabei helfen. Wo kann ich Sie erreichen?"

Der Kommissar zog eine Visitenkarte aus seiner Brieftasche und reichte sie ihm. „Am sichersten erreichen Sie mich unter der letzten Nummer. Ich würde mich freuen, von Ihnen zu hören."

„Sie sind sicher im Dienst, Officer, aber gestatten Sie mir eine letzte, vielleicht etwas merkwürdige Frage: Kennen Sie jemanden, der mir in Bezug auf eine gewisse Frau Emerenz Meier weiterhelfen könnte. Die scheint von dieser Gegend zu stammen und nach Amerika ausgewandert zu sein, so wie meine Vorfahren auch."

„Mr. Roding, da kann ich Ihnen einen sehr guten Kontakt vermitteln. Rufen Sie mich in zwei, drei Tagen an und ich kümmere mich um ein Treffen mit dem besten Emerenz Meier-Spezialisten aus dieser Region."

„Oh, thanks, das werde ich sicher machen. Bis bald."

Kleintaler winkte dem Amerikaner noch kurz zu, stieg in seinen Wagen und sah im Rückspiegel, wie sich die Motorsense wieder ihr Recht im Gestrüpp des Anwesens verschaffte.

Der Kommissar kehrte in seine Polizeidienststelle zurück und wählte eine Nummer im Rottal. Er ließ es sehr lange klingeln. Endlich ertönte die ihm wohlbekannte, leicht nasale Stimme. „Josi Träger, wer stört? Ah, du bist es, Schosi, was macht denn die Bullerei? Du hast schon wieder einen Verbrecher gefangen und möchtest jetzt das Lob vom transatlantischen Medium der Emerenz Meier. Aber weil du meinem letzten Vortrag in der „Emerenz" geschwänzt hast, kann das Lob nur sehr gering ausfallen, das verstehst du doch?" Kleintaler unterbrach den Redeschwall des Germanisten und erklärte ihm, wen er getroffen hatte und dass Michael J. Roding möglicherweise für seine Emerenz-Forschungen wichtige Beiträge leisten könnte. Dr. Josi Träger zeigte sich sehr interessiert und sie fassten, sollte sich der Amerikaner wieder melden, ein Treffen nach den Pfingstfeiertagen ins Auge.

„Felix, das glaubst du nicht, rate mal, wer uns eingeladen hat und vor allem zu welcher Feier!" So hatte ich meinen Mann vor vierzehn Tagen begrüßt, als er nach Feierabend zum Abendessen erschienen war. „Mach es nicht so spannend, Tina, sag schon", bekam ich zur Antwort, verbunden mit einem dicken Kuss. „Liebe Tina, lieber Felix, angesichts unserer bevorstehenden Verlobung möchten wir euch am Samstag, dem 14. Mai 2016, um 18 Uhr zu einer kleinen Feier ins „Hotel Postillion" in Freyung einladen. Über euer Kommen freuen sich Dr. Irmgard Fleischmann und Dr. Franz Stein", so hatte ich ihm die Einladungskarte vorgelesen.

„Ich glaube es nicht! Der Franz traut sich was! Das hätte ich nie mehr für möglich gehalten", war Felix Reaktion gewesen, „die Frau Dr. Fleischmann kenne ich zwar nicht, aber die muss Wunder vollbringen und Kunststücke können, sonst hätte die den Franz nie rumgekriegt."

„Felix, rede nicht so despektierlich von der Frau Fleischmann. Die ist unwahrscheinlich nett und lustig, und vor allem ist sie eine bildschöne Frau. Du wirst dich noch umsehen", hatte ich ihm geantwortet und nun standen wir pünktlich um 18 Uhr an der Tür zum Nebenzimmer des Hotels „Postillion". Dr. Stein und Dr. Fleischmann begrüßten uns.

„Irmi, die Tina kennst du ja schon und das ist Felix ihr Mann. Ein ausgezeichneter Schreiner und außerdem ein unentdeckter Holzkünstler." Irmgard Fleischmann umarmte Tina: „Schön, dass ihr kommen konntet und herzlich willkommen, Tina." Sie gab Felix die Hand. „Servus Felix, ich bin die Irmi, super, dass auch du Zeit hast. Wo habt ihr denn Klein-Tommy gelassen?"

„Auf den passt heute Abend die Nachbarin auf. Bei ihr darf er länger aufbleiben und das ist selbst für einen Zweijährigen ein gern genommenes Geschenk. Apropos „Geschenk", das habe ich anlässlich der heutigen Verlobung für euch gebastelt, verbunden mit unserem Dank für die

Einladung.“ Felix überreichte Irmgard Fleischmann ein Holzkistchen mit der Warnung: „Vorsicht schwer, nicht fallen lassen!“

Felix hatte sich für diesen Anlass etwas Besonderes ausgedacht. Die Holzkiste enthielt ein aus braun-schwarz meliertem Wurzelholz gedrechseltes und poliertes Herz, in das er die Vornamen des Paares sowie das Verlobungsdatum eingraviert hatte. Das Geschenk stieß auf allgemeine Bewunderung. Nach der obligatorischen Begrüßung mit einem Glas Champagner nahmen wir am Tisch von Georg und seiner Frau Marianne Platz.

„Schos, wenn du mir vor einem Jahr gesagt hättest, dass der Franz überhaupt einmal heiraten wird, hätte ich dich für verrückt erklärt. Da sieht man, dass so eine Krankenhausschließung auch etwas Gutes haben kann.“

Mit einem glockenhellen Gläserklang eröffnete Dr. Stein seine Begrüßungsrede. „Meine lieben Freunde und -*innen, Irmi und ich, wir freuen uns, dass ihr euch heute Abend Zeit genommen habt, dieser kleinen Feier beizuwohnen. Manch einer von euch wird sehr überrascht gewesen sein, zu unserer Verlobung eingeladen zu werden, denn das hat er/sie wohl nicht mehr für möglich gehalten. Aber Veränderungen werfen nicht nur ihre Schatten voraus, sondern manchmal Unerwartetes hinterher. Ich möchte jetzt nicht sagen, dass ich mich aus Verzweiflung über die Krankenhausschließung in das Labyrinth der Ehe begebe, eher ist es so, dass mir dieses Ereignis etwas anderes klar gemacht hat, dass mir die Liebe zu meiner Arbeit die Liebe zu einem Menschen, zur dir Irmi, bisher völlig verstellt hat und dass ich dich damit auch für einige Zeit lang unglücklich gemacht habe. Aber schließlich haben wir es doch noch hinbekommen, und ich freue mich auf die gemeinsame Zukunft, die uns bevorsteht. Als kleines Dankeschön für deine Liebe möchte ich dir dieses Präsent überreichen.“ Er zog ein kleines Schächtelchen aus der Sakkotasche, entnahm ihm einen funkelnden Ring, den er Irmi – unter heftigem Applaus der Gäste – an den linken Ringfinger steckte. Nach einem zärtlichen Kuss stießen wir auf die glückliche Zukunft des Paares an. Ich hatte Irmgard noch nie so schön und so strahlend gesehen. Nicht nur, dass sie in ihrem lachs-

farbenen Kostüm unter dem sie eine schwarze Bluse trug einfach umwer-
fend aussah, es ging ein Strahlen von ihr aus, das sich nur mit dem Begriff
„Glück" beschreiben ließ. Man sah ihr an, wie intensiv sie Franz Stein
liebte und wie glücklich sie war, von ihm geliebt zu werden. Ich dachte
an meine eigene Liebe zu Felix und unwillkürlich musste ich eine Träne
in meinen Augen feststellen. Während die Vorspeise serviert wurde, hatte
ich dann ausreichend Zeit mich umzusehen, wer alles geladen war. Neben
Dr. Kasavery war sein gesamtes OP-Team anwesend, Gerlinde Weiß und
Birgit Göppel, die OP-Schwestern, seine Sekretärin, Frau Wollner, alles
in allem ein kleiner Kreis, bei dem mir damals allerdings auffiel, dass
niemand aus der Krankenhausverwaltung anwesend war.

Nach dem Hauptgang verließ mein Ex-Vorgesetzter das Nebenzimmer.
Ich folgte ihm kurz darauf, um mich telefonisch bei unserer Nachbarin
zu erkundigen, wie es Tommy gehe. Nachdem ich mein Gespräch beendet
hatte und in das Nebenzimmer zurückkehren wollte, sah ich Georg im
Gespräch mit einer bemerkenswert schönen Frau, die ich aus der Zeitung
kannte, Frau Dr. Heroldsbacher. Die beiden schienen vertraut mitein-
ander zu sein, denn ich hörte wie sie sagte: „Schos, richten Sie bitte Dr.
Stein und seiner Verlobten meine herzlichsten Glückwünsche aus. Und
ich würde mich sehr freuen, wenn Sie mich anrufen würden, meine
Nummer haben Sie ja noch?" Seine Antwort: „Das mache ich doch gerne,
Katharina", hatte einen Klang, wie ich ihn in seiner Stimme noch nie
vernommen hatte, auch nicht Marianne gegenüber. Ich wartete, bis Georg
im Nebenzimmer verschwunden war und warf dann einen Blick in die
Gaststube. Frau Heroldsbacher hatte an einem Tisch Platz genommen, an
dem zwei mir unbekannte Männer saßen, die aber offenbar die Geschäfts-
führerin der „Kliniken GmbH" sehr gut zu kennen schienen.

Tatsächlich hatte Michael J. Roding zwei Tage später bei Kleintaler angerufen und nachgefragt, ob er seinen Emerenz-Meier-Experten kontaktiert habe. Und so saßen sie an diesem Abend im Nebenzimmer der „Emerenz" in Schiefweg vor einem Weißbier und drei leeren Tellern, auf denen einst drei „Bröselfetzen" mit Kartoffelsalat gelegen hatten. Roding zeigte sich überrascht, dass diese „Frau Emerenz Meier" ein eigenes Museum im 1. Stock erhalten hatte. Kleintaler stellte ihm den Germanisten Dr. Josi Träger vor und erklärte ihm, dass Dr. Träger Biograf und Herausgeber der gesammelten Werke von „Emerenz Meier" sei und dass er die ausgewanderte Schiefwegerin eigentlich erst einer breiteren Öffentlichkeit bekannt gemacht habe. „Wissen Sie", wandte sich der Germanist an den Amerikaner, „die Emerenz galt hier in Waldkirchen als eine „ganz versumpfte Kreatur", so hat sie zumindest der Pfarrer genannt. Ausgewandert ist sie 1906 deswegen nicht, denn sie war hart im Nehmen, aber arm wie eine Kirchenmaus. Und sie hat sich in Chicago ein besseres Leben erwartet.

„Aber jetzt sagen Sie einmal, was haben Sie denn mit der Emerenz zu tun?"

„Wenn ich ehrlich bin, ich eigentlich nothing, aber meine Vorfahren. Sagt euch der Name Weinbuch etwas? Johann Caspar Weinbuch? Oder vielleicht der Name seines Sohnes, Heinrich Christoph Weinbuch. Ihr kennt sicherlich die kleine Kapelle in Bernhardsberg. Das sind meine Vorfahren."

Der Trägerjosi nahm einen großen Schluck Weißbier, wischte sich mit dem Ärmel seines Trachtenjankers den Schaum von den Lippen und blickte den Amerikaner über den Rand seiner Hornbrille fragend an: „Sie sind ein Nachkomme der Weinbuchs? Sagen Sie, darf ich das alles mitschreiben?" Er nahm sein Smartphone aus der Jackentasche und schaltete die Diktierfunktion ein. So, und jetzt legen Sie los."

Roding hatte zustimmend genickt und begann zu erzählen. „Der Heinrich Christoph war ein – wie sagt man – ein „Weiberheld" und hatte sich 1910 verlobt, mit einer Bedienung. Das muss er von seinem Vater Johann Caspar geerbt haben, denn der hatte auch einmal ein Verhältnis mit einer Bräumagd, sagt man so, die beim großen Stadtbrand 1862 ums Leben gekommen ist. Dann aber wurde der Vater ruhiger. Also, der Sohn hatte sich 1910 verlobt, was aber seinem Vater nicht recht war. Es kam zum Streit und Heinrich Christoph wollte nichts wie weg aus Waldkirchen. Er heuerte auf einem Auswandererschiff in Bremerhaven an und das Schiff sank. Sein Leichnam wurde nie gefunden. Er wurde für tot erklärt. In Wahrheit hatte er aber überlebt, denn er konnte als einer der Wenigen schwimmen. Als das Schiff sank und einige Matrosen schon über Bord gegangen waren, hatte er die Jacke eines toten Kameraden in die Hände bekommen, mit dessen Papieren und ist am nächsten Tag unter dem Namen Franz Leisgang nach Amerika ausgewandert. Unter diesem Namen hatte er 1912 auch Emerenz Meier in Chicago besucht. Warum weiß ich nicht, aber es gibt einen Brief von „Frau Emerenz Meier" an eine gewisse Guste, den Nachnamen kenne ich nicht."

„Unertl!", riefen Kleintaler und der Trägerjosi wie aus einem Mund.

„Okay, dann Guste Unertl. Der Brief ist in meinem Besitz, den kann ich Ihnen später mal zeigen, Josi. Heinrich Christoph nahm dann unter dem Namen Franz Leisgang als Kriegsberichterstatter am Ersten Weltkrieg in Frankreich teil. Er erfuhr, dass sein Vater 1914, noch vor Ausbruch des Krieges, gestorben war und nahm Kontakt zu seiner Mutter auf, die das Maurergeschäft weiterführte. Er besuchte sie hier in Waldkirchen. 1917 kehrte er mit dem gesamten schriftlichen Nachlass seines Vaters in die United States zurück. Er heiratete 1928, als die Welt in eine riesengroße Depression schlitterte, die erst 19jährige Mary-Ann Ferwood. Ein Jahr später wird ihre Tochter Vivian geboren, meine Mutter. Sie heiratete 1961 meinen Vater Donald Roding, dessen Vorfahren tatsächlich aus der Oberpfalz stammen und ein Jahr später habe ich das Licht der Welt erblickt. Das ist eigentlich alles."

Kleintaler und der Trägerjosi hatten gespannt zugehört und waren aus dem Staunen nicht mehr herausgekommen. Der Trägerjosi schaltete sein Smartphone ab, nahm erneut einen großen Schluck Weißbier und sagte: „Ich glaube, die Geschichte der Bernhardsberger Kapelle muss neu geschrieben werden!"

„Das würde ich nicht tun, Josi", wandte Kleintaler ein, „lass alles beim Alten, die Mutter von Heinrich Christoph hat ja auch nicht darüber gesprochen, dass ihr Sohn in Wahrheit noch in Amerika lebt. Veröffentliche den sensationellen Brief der Emerenz an Guste Unertl, aber wirble keinen neuen Staub auf, du weißt nicht, was am Ende dabei herauskommt."

„Ich muss dem Herrn Kleintaler zustimmen", meldete sich nun auch Michael J.Roding zu Wort, Ich bin Geschäftsmann und will hier keine unnötige Publicity, weil ich auch hier noch Geschäfte machen möchte. Ich würde das eben Gesagte, trotz der Aufnahme, vehement abstreiten. Aber den Brief bekommen Sie gerne, denn nur Sie können etwas damit anfangen. Und Sie bekommen das Recht zur Veröffentlichung."

„In Ordnung, das machen wir so", stimmte der Trägerjosi zu, „übrigens ich bin der Josi, das ist der Schos, und von jetzt an sagen wir zu dir einfach Michi." Sie besiegelten die neue Freundschaft mit einem sehr großen Schluck Weißbier.

Als Georg Kleintaler an diesem Abend nach Haus kam, hatte er sensationelle Neuigkeiten für seine Frau, die er ihr auch gleich erzählte. Sie betrafen vor allem die Familie, die in Bernhardsberg jene wunderschöne Kapelle gestiftet hatte, in der sie vor noch nicht zu langer Zeit ihre Silberhochzeit gefeiert hatten. Was an diesen Neuigkeiten aber besonders hinterhältig war, war die Tatsache, dass Marianne nicht darüber reden durfte.

Waldkirchen, Freitag, 24. Juni 2016

Endlich war die Sonne hinter den gerundeten Berghöhen des Vorwaldes verschwunden, endlich neigte sich der schwül-feuchte Sommertag seinem Ende zu und endlich konnte Irmgard Fleischmann sich aufraffen, noch eine Runde zu joggen, um den Kopf frei zu bekommen. Sie verließ das Haus von Dr. Stein gegen 20 Uhr, verstaute den kleinen Haustürschlüssel sowie das Smartphone in einer schwarzen Gürteltasche und wandte sich nach rechts. Hier führte der Gartenschauweg hinauf zur Karoli-Kapelle. Langsam nahm sie die Steigung und langsam kehrten ihre Gedanken zurück zu den Problemen, die momentan anstanden. Erst vor wenigen Wochen war sie bei Franz eingezogen und heute zum ersten Mal alleine in dem riesengroßen Haus. Franz war zu einer Fortbildung nach Weimar gefahren. Vormittags hatte Sie bei zwei Hüftoperationen mit Dr. Kasavery zusammengearbeitet, am Nachmittag noch die letzten Umzugskisten ausgepackt und jetzt plante sie die anstehende Hochzeit. Zwei Lokale standen in der engeren Wahl, gedanklich war schon die Gästeliste vervollständigt und das Hochzeitsmenü skizziert worden. Endlich kam die kleine barocke Kapelle in Sicht, die größte Steigung war genommen. An der Votivtafel für die Emmausgeher blieb sie kurz stehen und sah sich um. Ein Geräusch hatte sie verunsichert, es war ihr, als folgte ihr jemand. Niemand war zu sehen. Sie lief in Richtung Zwieselholz-Kapelle weiter, bog dann aber nach rechts ab in Richtung Waldkindergarten. Beim Biber-Marterl blieb sie erneut stehen und sah sich verunsichert um. Wiederum hatte sie gemeint, irgendjemand liefe hinter ihr her, aber wiederum war niemand zu sehen. Spielte die Anspannung des vergangenen Tages ihrer Wahrnehmung einen Streich? Sie verzichtete auf die obligatorischen Stretchübungen und schob sich nur den Rest eines kleinen Energieriegels in den Mund. Die bunte Verpackung warf sie in den daneben stehenden Abfallbehälter. Irmgard lief hinunter zum Graben, der zum „Rehlein-Haus" führte. Dort wandte sie sich nach rechts und joggte die Anhöhe zum ehemaligen VdK-Hotel hinauf. Ein lautes Knacken ließ sie urplötzlich anhalten. Sie wandte sich erneut um, meinte einen Schatten zu erkennen, fühlte sich aber dann vom Restlicht der untergegangenen Sonne getäuscht. Die Ärztin lief nun am Karoli-Bad vorbei in Richtung Altenheim St. Gisela und stand eine Viertelstunde später vor ihrer Haustür. Sie schlüpfte ins Haus, verschloss die Tür und beobachtete, hinter dem Fenster stehend, die Einfahrt. Alles war wie immer, niemand zeigte sich. Die Ärztin schüttelte den Kopf und verschwand unter der Dusche.

Kommissar Kleintaler hatte sich die Tagesschaunachrichten angesehen und stand jetzt unter der Pergola auf seiner Veranda. Was er sah, ließ ihn nichts Gutes erahnen. Der Himmel hatte sich verfinstert, schwere, schwarze Gewitterwolken zogen sich zusammen. Über dem Vorwald leuchtete bedrohlich ein schwefelgelbes Sonnenband. Schon waren die ersten Donnergeräusche zu hören. Kein einziger Vogellaut erklang, die Gefiederten hatten sich in Sicherheit gebracht. Marianne klapperte mit dem Abendbrotgeschirr in der Küche. Ihr Wurstsalat war wiederum köstlich gewesen, aber das heraufziehende, bedrohliche Naturschauspiel verbot jeglichen Gedanken an Essen. Kleintaler erwartete ein heftiges Sommergewitter. Kurz vor 20.30 Uhr setzte der Regen ein. Der Himmel hatte seine Schleusen geöffnet. Wie ein dichter Vorhang fiel das Wasser vom Himmel. Schon Sekunden später schossen die Sturzbäche die Dreisesselstraße hinab. Aus den Gullideckeln spritzten Wasserfontänen in die Höhe, Springbrunnen gleichend. Im Nu stand die Straße unter Wasser, kein Abfluss konnte diese Massen aufnehmen. Die ersten Feuerwehrsirenen riefen die freiwilligen Helfer zum Einsatz. Kleintaler kontrollierte seinen Keller, die Fenster waren geschlossen, die Bodenplatte noch trocken. Er war froh auf dem Berg zu wohnen. Wie mochte es jetzt an der Umgehungsstraße aussehen? Vermutlich war sie schon längst völlig überschwemmt, war für die Fahrzeuge kein Durchkommen mehr. Er sah Schlamm und Abfall vorbeischießen. Dann stellte er das Radio an. Der Regionalsender meldete, dass Landrat Lochner den Katastrophenalarm ausgerufen hatte. Dann musste das Unwetter schon fürchterlich toben. Von der Jandelsbrunner Straße her vernahm er die Sirenen der zu Hilfe eilenden Feuerwehren. Es scheint Waldkirchen besonders hart zu treffen, dachte er. Schon seit einer halben Stunde regnete es wie aus Eimern, ohne Unterlass, ohne Pause. Von der Hauzenberger Straße staute sich das Wasser zurück. Es hatte sich ein breiter See gebildet. Kleintaler beschloss, in die Dienststelle zu fahren, denn dort würde sicherlich die Hölle los sein. Er gab Marianne Bescheid und lenkte dann seinen alten Volkswagen durch die herabschießenden Wassermassen in Richtung Ratzinger Weg. Schlammlawinen, ausgeschwemmte Steine, Äste und Unrat machten die Bannholzstraße nur schwer passierbar. Als Kleintaler seine Dienststelle erreichte, ließ das Unwetter nach. Monika Sauer war allein, alle anderen Kollegen im Einsatz. Das Telefon klingelte am laufenden Band, fast alle Anrufer wollten zur Feuerwehr durchgestellt werden. Endlich ließ der Regen nach, versiegte völlig. Es wurde heller, das ungeheure Ausmaß der Flutkatastrophe wurde langsam erkennbar. Gegen 22 Uhr klingelte Kleintalers Telefon. Carlo Salerno rief an: „Chef, kommen Sie bitte sofort zur Einmündung Frischecker Straße – Jandelsbrunner Straße, wir haben eine Tote, und jetzt halten Sie sich fest. Es ist Frau Dr. Irmgard Fleischmann. Kleintaler erstarrte.

Der Kommissar wusste später nicht zu sagen, wie er den Weg zum Fundort geschafft hatte. Die Tote lag mit einer weißen Plane zugedeckt an der Einmündung zu Frischecker Straße. Der Fundort war weiträumig abgesperrt. Kleintaler hob die Plane etwas an und erkannte die Verlobte seines Freundes. Er schluckte schwer, fuhr sich mit der Hand über die Augen. Sie trug ein leichtes Sommerkleid, das jetzt völlig durchnässt und verdreckt war, und weiße Sandaletten. Der Kommissar erkannte im Licht der Strahler, die den Fundort ausleuchteten, den Verlobungsring an ihrem linken Ringfinger.

„Gefunden hat sie der Beppi von der Feuerwehr. Der ist völlig durch den Wind, sitzt da drüben und heult wie ein Schlosshund. Sie war wohl seine erste Tote. Ich habe schon alles fotografiert. Sie lag hier im Graben. Als die Feuerwehr den Ablauf freibekommen wollte, haben sie sie gefunden. Die Passauer Kollegen von der Mordkommission sind schon unterwegs. Kleintaler warf erneut einen Blick auf die Tote.

„Sie sieht aber nicht so aus, als wäre sie in diesem Graben ertrunken. Und was ich mich frage: Warum geht sie überhaupt und dann nur mit Sandaletten und ohne Regenmantel bei diesem Unwetter aus dem Haus?"

„Chef, das habe ich mich auch gefragt!"

Wenige Minuten später übernahmen die Passauer Kollegen den Fall, sicherten Spuren, sofern es überhaupt noch welche geben konnte und begannen mit den ersten Befragungen der Feuerwehrmänner. Kleintaler setzte sich in seinen Wagen und rief von seiner Dienststelle aus Franz Stein an, der auch sofort abnahm. „Schön dass du mich in Weimar anrufst, soll ich Goethe und Schiller schöne Grüße von dir bestellen?"

„Komm bitte sofort nach Waldkirchen. Ich habe eine fürchterliche Nachricht: Irmi ist tot." Den Schrei, der folgte, würde Georg Kleintaler sein Leben lang nicht vergessen.

Kommissar Kleintaler wartete in seinem Büro auf seinen Freund. Dieser war in den Morgenstunden des vergangenen Samstags nach Waldkirchen zurückgekehrt. Kleintaler hatte die Passauer Kollegen gebeten, mit dem Abtransport der Toten noch so lange zu warten, bis sein Freund von seiner Verlobten Abschied genommen hatte. Dies war auch so geschehen. Anschließend hatten er, Carlo Salerno und die Spurensicherung aus Passau mit Dr. Stein dessen Haus nach möglichen Täterspuren untersucht, um den Tathergang grob rekonstruieren zu können. Kleintaler hatte jetzt den vorläufigen Obduktionsbericht vor sich auf dem Schreibtisch liegen. Pünktlich um neun Uhr betrat der Arzt das Büro. Der Kommissar nahm ihn tröstend in den Arm. Stein schien um Jahre gealtert. Seine Haare waren über Nacht grau geworden, dunkle Augenringe umrahmten die stumpf blickenden Augen, die Wangenknochen standen hervor.

„Guten Morgen Franz, wie geht es dir?"

„Morgen. Fürchterlich! Ich grübele ständig hin und her, ob Irmi noch am Leben sein könnte, wenn ich nicht zu dieser verdammten Fortbildung gefahren wäre. Vielleicht hätte ich sie schützen können, wenn ich zuhause geblieben wäre."

„Franz, rede dir nichts ein. Selbst wenn du nicht nach Weimar gefahren wärst, hätten der oder die Täter einen Weg gefunden, Irmi zu töten. Es war ein vorsätzlicher Mord, das Obduktionsergebnis ist eindeutig. Deine Verlobte ist mit einem sogenannten Elektro-Schocker getötet worden. Es gibt eindeutige Verbrennungen auf der Haut in der Nackengegend. Wenn es dir ein Trost ist, Irmi hat nicht gelitten, sie war auf der Stelle tot, denn bei dem Mordwerkzeug handelt es sich nicht um ein bei uns frei verkäufliches Gerät, sondern um etwas sehr Spezielles, und das bekommst du nur im Darknet. Bei dieser Waffe erhält das Opfer einen so starken Stromschlag, dass augenblicklich das Herz stehen bleibt, und so ist auch Irmi ums Leben gekommen. Die Obduktion konnte helfen, die letzten Stunden ihres Lebens in etwa zu rekonstruieren. Irmi kam am Freitagabend vom Joggen zurück, hat geduscht, sich eine Portion Pasta mit Basilikumpesto gekocht und hat sich dann – vermutlich gegen 23 Uhr – schlafen gelegt. Am nächsten Morgen ist sie aufgestanden und hat den Vormittag im Haus verbracht. Laut ihrer Telefonliste hat sie um 9.17 Uhr noch mit dir telefoniert. Gestorben ist sie dann zwischen 11 Uhr und 11.30 Uhr. Wie der oder die Täter ins Haus gekommen sind, wissen wir nicht. Es gibt keine Einbruchsspuren, keine fremde DNA, nichts. Die Schließanlage deines Hauses funktioniert mittels Fingerabdruck. Irgendjemand muss deinen oder Irmis Fingerabdruck vor kurzem kopiert haben. Das ist heute kein Problem mehr. Dir ist sicherlich nichts aufgefallen."

„Weißt du, ich hinterlasse im Krankenhaus jede Menge an Fingerabdrücken und bei Irmi war das ebenso."

„Bei ihrer Obduktion hat sich noch ein kleiner Rest an Cerealien im Mageninhalt gefunden. Vermutlich hat sie am Vorabend noch einen Müsliriegel gegessen, es hat sich jedoch keine Verpackung finden lassen. Die hat sie vielleicht beim Joggen entsorgt oder der fürchterliche Regen hat alles weggespült. Daran waren sicherlich auch ihre Fingerabdrücke. Wenn der Täter ihr beim Joggen gefolgt ist, könnte er die Verpackung mitgenommen haben. Aber das sind nur Vermutungen. Es kann schon alles ein wenig früher erfolgt sein. Fest steht nur eines: Bei dem Täter oder den Tätern handelt es sich um Profis. Franz, ich stelle mir zwei Fragen, eine klassische: Cui bono, also wem nützt Irmis Tod oder wem schadet er? Erinnerst du dich daran, dass du vor noch nicht allzu langer Zeit den Verdacht geäußert hast, es braue sich etwas Fürchterliches zusammen und dir seien die Hände gebunden."

„Du meinst, dass die Vorkommnisse im Krankenhaus, dass der Tod von Frau Dr. Blechinger und der von Irmi miteinander in Verbindung stehen und den Zweck haben, mir zu schaden? Schos, beim besten

Willen, du siehst Gespenster. Warum sollte jemand mehrere Morde begehen, um mich zu treffen? Ich habe doch keinem Menschen etwas getan, im Gegenteil – ich bin doch Arzt!"

„Denk mal in Ruhe nach, nicht jetzt, sondern dann, wenn du etwas Abstand zu Irmis Tod gefunden hast, und schreibe alle Fälle auf, in denen deine ärztliche Hilfe zu spät kam. Überlege, ob du Drohungen erhalten hast, ob dir jemand Rache geschworen hat, notiere alles, was wichtig sein könnte und vermerke auch das Datum, wann das passiert ist. Vielleicht findet sich ein Hinweis, der uns weiterhelfen könnte. Übrigens, ich denke, dass in den nächsten Tagen Irmi für die Bestattung freigegeben wird. Ich rufe dich an, wenn ich das genaue Datum weiß. Weißt du, wie sie beerdigt werden wollte?"

„Nein, Schos, wir haben uns mit dem gemeinsamen Leben beschäftigt, mit der gemeinsamen Zukunft, nicht mit dem Tod. Aber da sie keine Verwandten mehr hatte, denke ich an den Naturfriedhof in Tannöd, der liegt ganz in der Nähe und der Name „Am Weinberg" hätte ihr sicher gut gefallen." Franz Stein misslang ein Lächeln.

Kurz nachdem sich die beiden Freunde getrennt hatten, wandte sich Kleintaler an Monika Sauer. „Ich bin mir sicher, dass mein Freund uns ein paar Notizen über seine Vergangenheit liefern wird, aber darauf wollen wir uns doch nicht verlassen. Bitte, Frau Sauer, jagen Sie Dr. Stein durch sämtliche Datenbanken. Ich will alles über ihn wissen. Forschen Sie nach, welche Personen im Waldkirchner Krankenhaus gestorben sind, die von ihm behandelt oder operiert worden wurden. Meines Wissens kam er 1997 an unser Krankenhaus. Ich will auch wissen, wo er vorher gearbeitet hat, – seinen Lebenslauf bekommen Sie sicher in der Verwaltung – und ob es da Todesfälle im Zusammenhang mit seiner Person gegeben hat."

„Das geht in Ordnung, Herr Kleintaler, ich mache mich gleich an die Arbeit."

Büchlberg, Samstag, 16. Juli 2016

Dieser Samstag war ein Sommertag wie aus dem Bilderbuch. Der Himmel wolkenlos, die Sonne schien, als wolle sie es den wenigen Personen, die zu der Beisetzung von Dr. Irmgard Fleischmann eingeladen worden waren, besonders leicht machen Abschied zu nehmen. Schon gegen 11 Uhr am Vormittag war es sommerlich warm, es sollte ein sehr heißer Tag werden. Am Eingang zu dem Naturfriedhof begrüßte der Bestatter die wenigen Trauernden, Dr. Franz Stein, Georg und Marianne Kleintaler, meinen Ehemann Felix und mich sowie Dr. Kasavery. Er führte uns an die Stelle „Am Weinberg", die sich Dr. Stein für seine Irmi ausgesucht hatte. Vor einem kleinen künstlich angelegten Teich stand ein Granitfindling, daneben die Urne aus Baumstammholz, neben ihr eine ovale, gravierte Edelstahltafel mit dem Namen, dem Geburts- und Sterbedatum der Ermordeten. In einer kleinen Ansprache beschrieb der Bestatter das kurze Leben von Irmgard Fleischmann, ging auf die Beziehung zu Dr. Stein ein und verschwieg auch den gewaltsamen Tod nicht. Er nannte es eine Form des Trostes, einen Ringschluss, dass die Verstorbene genau an ihrem Namenstag beigesetzt würde. Dann wurde die Urne in das vorgesehene Grab gesenkt. Franz wirkte sehr gefasst, Marianne weinte während der gesamten Zeremonie. Der Chirurg legte, nachdem der Bestatter allen Trauernden kondoliert hatte, einen großen Strauß weißer Rosen nieder. Er lud uns anschließend zu einem Mittagessen ins „Hotel Post" in Büchlberg ein. Er hatte die Bauernstube, ein Nebenzimmer, für uns reservieren lassen. Nachdem die Getränke serviert waren, löste sich langsam die angespannte Trauerstimmung. Ich hatte neben dem Kommissar Platz genommen und fragte nun neugierig: „Wie schaut es denn mit den Ermittlungen aus, Schos?"

„Die gestalten sich schwierig. Zu der Tatzeit hat niemand in der Frischecker Straße etwas Verdächtiges bemerkt, kein Fahrzeug mit auswärtigem Nummernschild, keine unbekannten Personen, rein gar nichts. Naja, und das Unwetter hätte natürlich auch alle Spuren am Fundort vernichtet. Wir wissen nicht, auf welchem Wege Irmi in diesen Ablaufgraben gekommen ist. Wir vermuten, dass sie im Haus getötet wurde, aber auch dafür haben wir keinen Beweis."

„Das ist in der Tat sehr wenig. Ich bin mir sicher, dass der Mord vor allem den Franz treffen sollte, aber warum nur?"

„Die neue Kollegin hat in mühevollster Detailarbeit sein Leben durchleuchtet. Alle Todesfälle, die mit seiner Arbeit in Zusammenhang stehen könnten, wurden untersucht. Keine Drohungen, weder aus seiner Münchner, noch aus seiner Waldkirchner Zeit, nichts."

„Und der Vater, der vor zwei Jahren seine Frau und seine Tochter verloren hat, weil der Strom während der OP ausblieb, was ist mit dem? Der hat ihm ja deutlich gedroht."

„Der wäre meine letzte Hoffnung, aber den haben wir bisher noch nicht durchleuchtet, und für mich kommt er als Täter sowieso nicht in Betracht. Woher konnte er wissen, dass Franz und Irmi verlobt waren, dass sie zu ihm gezogen ist? Er hätte sich hier aufhalten oder einen Informanten haben müssen, um den Tatort auszuspionieren. Nein, Tina, daran glaube ich nicht."

„Mal was ganz anderes, Schos, was hältst du davon, wenn ich in einein-halb Jahren wieder anfange? Der Tommy, der übrigens wieder bei seiner geliebten Nachbarin ist, die ihn von vorne bis hinten verwöhnt, käme dann in den Kindergarten und ich könnte wieder arbeiten. Sag Felix aber nichts, den muss ich erst selbst davon überzeugen, dass der Tommy ein Einzelkind bleibt."

„Ich kann schweigen wie ein Grab. Hubs, das war jetzt wohl nicht der angemessene Vergleich, aber ich halte den Mund, bis bei euch die Familienplanung in trockenen Tüchern ist. Und auf jeden Fall gehe ich dann zeitnah an meine Personalplanung."

Nach dem Mittagessen und dem anschließenden Espresso löste sich die kleine Trauergesellschaft auf, und Felix und ich fuhren nach Oberndorf zurück.

Waldkirchen, Donnerstag, 18. August 2016

In den zurückliegenden vier Wochen seit der Beerdigung von Irmgard Fleischmann war Kommissar Kleintaler zunehmend unruhiger und nervöser geworden, ohne dass er einen Grund hätte nennen können. Was ihn zermürbte, waren die ständigen Misserfolge. Sie hatten in alle Richtungen ermittelt und waren zu keinem Ergebnis gekommen. Dass die Anästhesistin ermordet worden war, stand zweifelsfrei fest. Wer aber hinter dem Mord steckte, blieb im Dunkeln. Kleintaler glaubte mittlerweile schon an einen Auftragsmord, an einen ausländischen Killer, der für immer unentdeckt bleiben würde. Dazu kam, dass er in den letzten Tagen nur sehr wenig und nur sehr schlecht geschlafen hatte. Heute Morgen war er gegen vier Uhr aus einem fürchterlichen Albtraum erwacht. Jetzt, als er in seiner Dienststelle mit geschlossenen Augen an seinem Schreibtisch saß, fielen ihm die Einzelheiten des Traumes wieder ein: Marianne und er hatten einen Ausflug in das österreichische Wernstein unternommen, ein wenig wandern und dann im Landgasthof zu Mittag zu essen, war ihr Ziel gewesen. Kurz vor Schärding bog er rechts nach Wernstein ab. Die Straße, die zum Inn hinunter führte, war steil und kurvenreich. In einer Serpentine versagten die Bremsen. Sein Wagen wurde immer schneller, Marianne schrie, er versuchte noch mit der Handbremse Geschwindigkeit herauszunehmen, doch auch die versagte. Der Wagen durchbrach die Leitplanke, überschlug sich mehrmals, die Beifahrertür sprang auf und Marianne wurde aus dem Wagen geschleudert. Im Bachbett blieb das Fahrzeug liegen. Ihm gelang es, aus dem Wrack herauszukommen und zu seiner Frau zu klettern, die vor einem Felsbrocken liegen geblieben war. Er schrie ihren Namen, schüttelte sie, aber umsonst. Sie war tot. Sein eigener Verzweiflungsschrei hatte ihn geweckt. Er war schweißgebadet aufgewacht. Im Schein seiner Nachttischlampe sah er seine Marianne neben sich, friedlich schlafend und wie immer, leise schnarchend.

Kleintaler hatte geduscht und war gegen sechs Uhr ins Büro gefahren. Da saß er nun, die dritte Tasse „Kaffee creme" auf seinem Schreibtisch, und erinnerte sich, als er den Abreißkalender auf den neuesten Stand brachte, dass genau heute vor zwei Jahren die junge Mutter und ihre kleine Tochter verstorben waren, dass vor einem Jahr Dr. Gundula Blechinger, die Anästhesistin am Waldkirchner Krankenhaus verunglückt war, – und er wartete darauf, was dieser Tag wohl bringen würde. Gegen acht Uhr trafen auch Monika Sauer und Carlo Salerno ein. Ihnen übertrug er ein paar Bagatellangelegenheiten. Am Marktplatz waren Blumenkübel zerstört worden, am Staudt-Haus hatte ein Autofahrer den Radabweiser zerlegt: genug Arbeit für die beiden für einen Vormittag. Kurz nach zehn Uhr läutete Kleintalers Diensttelefon.

„Stadtarchiv Waldkirchen, Schelch, Herr Kleintaler, könnten Sie mal kurz bei mir im Archiv vorbeischauen, ich möchte Ihnen etwas Merkwürdiges zeigen?"

„Herr Schelch, können Sie mir nicht sagen, worum es sich handelt?"

„Eigentlich nicht, ich muss es Ihnen schon zeigen."

„Gut, ich bin in zehn Minuten bei Ihnen."

Genau zehn Minuten später klingelte er an der braunen Eingangstür zum Stadtarchiv, von der schon die Farbe abblätterte. Sekunden später wurde die Tür aufgerissen und Kleintaler blickte in das bärtige Gesicht des Stadtarchivars, der sicher hinter der Tür auf den Kommissar gewartet hatte. „Guten Morgen, schön dass Sie gleich kommen konnten." Er bat ihn herein, schloss schnell die Tür und führte ihn an einen großen hellbraunen Holztisch, auf dem etliche Pläne lagen. Den Kommissar fröstelte es. Er wusste noch von früher, dass das Stadtarchiv als Eishöhle bekannt war. Deshalb trug Robert Schelch auch im August unter seiner Lodenjacke noch einen dicken Pullover.

„Herr Schelch, was gibt es denn so Wichtiges, was Sie mir nicht am Telefon sagen konnten?"

Die freundlich blickenden, blauen Augen des sympathischen Stadtarchivars schauten abwechselnd zwischen dem Kommissar und den Plänen hin und her.

„Ich hatte heute Morgen einen sehr merkwürdigen Anruf. Zuerst habe ich den Namen des Mannes gar nicht verstanden, denn er sprach einen merkwürdigen Dialekt. Es handelte sich um einen gewissen Michael J. Roding, der hier in Waldkirchen wohnt. Wissen Sie, was er gesagt hat?" Kleintaler schüttelte den Kopf. „Er sagte, dass er das Krankenhaus und das gesamte Krankenhausgelände kaufen wolle und dass er alle Pläne benötige, auch alle historischen, damit er sich auf seinem Besitz orientieren könne. Wissen Sie, die Baupläne sind ja alle erhalten, die historischen nicht, denn die sind beim großen Stadtbrand ein Opfer der Flammen geworden. Eine historische Zeichnung habe ich allerdings noch, die hat ein Privatmann nach dem Brand der Stadt vermacht. Und die wollte ich Ihnen zeigen."

Robert Schelch zog weiße Baumwollhandschuhe an, faltete vorsichtig eine graue Karte auseinander und strich sie beinahe liebevoll glatt. Der Kommissar, den die Nachricht vom Verkauf des gesamten Krankenhauses überrascht hatte, betrachtete die handkolorierte Karte und konnte darauf die Stadtpfarrkirche erkennen, von der aus sich ein dünnes Geflecht von roten Linien bis hinunter zur Ringmauerstraße zog.

„Können Sie mir die Karte erklären, Herr Schelch?"

„Sie sehen die Stadtpfarrkirche hier. Diese Linien markieren unterirdische Gänge, die von der Kirche weg in den Hang des heutigen Krankenhauses, aber auch auf die Marktseite führen. Vermutlich sind das alte Fluchtwege, durch die die Gläubigen sich in Sicherheit bringen konnten, falls die Kirche während eines Gottesdienstes angegriffen werden sollte. Denkbar wäre es aber auch umgekehrt, dass den Waldkirchnern damals die Gänge bekannt waren, sie die Einstiege kannten und wussten, wie sie sich in der Kirche in Sicherheit bringen konnten."

„Dann müssten ja auf jeden Fall noch ein Ein- oder Ausstieg in der Kirche zu finden sein."

„Die Stadtpfarrkirche ist nach dem großen Stadtbrand wiederaufgebaut und danach noch mehrfach renoviert worden. Ob da noch was zu finden ist, ist fraglich."

„Aus welcher Zeit stammen die Gänge?"

„Vermutlich aus der Zeit der Hussiteneinfälle, also zwischen 1414 und 1431. Nach der Verbrennung des Prager Theologen Jan Hus auf dem Konstanzer Konzil kam es zu einem Glaubenskrieg. Die Hussiten drangen immer wieder nach Bayern ein und plünderten. Die Oberpfalz wurde ziemlich häufig überfallen, wir hier hatten etwas mehr Glück, aber ebenso viel Angst."

„In welchem Zustand könnten diese Gänge heute sein? Könnte man sie noch begehen?"

„Das kann ich nicht sagen. Ich denke, dass beim Bau des Krankenhauses die meisten Fluchtgänge eingestürzt sind, aber ein paar Reste mögen schon noch intakt sein. Das ist nicht mein Problem. Mir stellt sich eher die Frage, ob ich Herrn Roding diese Karte zeigen soll?"

„Warum nicht? Ich glaube aber, dass er eher an den Bauplänen des Krankenhauses interessiert ist. Sicher will er es umbauen und einer neuen Bestimmung zuführen. Ich werde mich mal umhören, ob ich Genaueres in Erfahrung bringen kann. Aber vielen Dank, dass Sie mich informiert haben. Das war für mich sehr interessant."

Wenige Minuten später stand Kleintaler wieder im Freien und war froh, der Eishöhle entkommen zu sein. Er zog sein Mobiltelefon aus der Hosentasche und wählte eine Nummer.

„Kliniken am Goldenen Steig, Heroldsbacher, guten Morgen."

„Kleintaler, guten Morgen Katharina!"

„Das ist aber eine Überraschung, Schos, dass Sie mich anrufen. Damit habe ich schon echt nicht mehr gerechnet."

„Sie wissen es ja selbst, es ist die Arbeit, die uns die Zeit raubt und die Luft abwürgt und sie ist auch ein Grund meines Anrufs. Ich habe heute Morgen erfahren, dass das Waldkirchner Krankenhaus verkauft werden soll. Ist da etwas Wahres dran oder handelt es sich um ein Gerücht. Mein Informant sprach sogar von einem Investor."

„Ich habe vor ein paar Tagen ein Kaufangebot auf den Tisch bekommen, bei dem hätte es auch Ihnen die Sprache verschlagen."

„Darf man Genaueres wissen? Vielleicht die Höhe des Angebotes oder den Interessenten?"

„Ihnen kann ich den Angebotspreis ja nennen, ohne Sie an Ihre Amtsverschwiegenheit erinnern zu müssen. Ja, es sind zehn Millionen Euro im Ring."

„Dann muss Mister Michael J. Roding nicht nur viel Geld, sondern auch große Pläne mit der alten Hütte haben."

„Für mehrere Sekunden blieb es am anderen Ende der Leitung still. „Sie sind gut informiert. Woher haben Sie den Namen?"

„Jetzt muss ich aber meinen Informanten schützen. Aber danke für die Auskunft."

„Und was war der zweite Grund Ihres Anrufs?"

„Ich wollte Ihre Stimme hören und vorschlagen, dass wir uns mal zu einem zwanglosen Gespräch zusammensetzen, denn ich glaube, dass es zwischen Ihrer Tätigkeit und der meinen bestimmt einige Schnittstellen gibt, die für uns beide wichtig sein können. Haben Sie Lust am Samstag um zehn Uhr mit mir im Freyunger „Buchcafé" zu frühstücken?"

Katharina Heroldsbacher kicherte: „Ich wusste gar nicht, dass Sie so charmant sein können. Okay, wenn Sie als verheirateter Mann keine Probleme haben, sich mit mir in der Öffentlichkeit zu zeigen, dann sehr gerne. Also bis zum Samstag, ich freue mich."

Nach dem Gespräch mit der Geschäftsführerin begab sich der Kommissar direkt in die Gartenstraße, da er wusste, dass Michael J. Roding dort ein Haus gekauft hatte, in dem er bis zur Fertigstellung seines „Schmuckkästchens" wohnen wollte. Da er ihn dort nicht antraf, machte er sich auf den Weg nach Reut. Und tatsächlich stand der „Neubürger" im Garten des alten Austragshauses und trug den Schutt der Jahrhunderte auf einen Haufen zusammen. Der Kommissar stieg aus seinem alten Volkswagen.

„Servus, Michael, hast du einen Augenblick für mich Zeit, ich hätte ein paar Fragen?"

„Selbstverständlich, für dich immer. Magst du eine Cola? Du siehst so dienstlich aus, und da möchte ich dir kein Bier anbieten."

Sie setzten sich auf einen Granitquader. Michael zog zwei Flaschen Cola aus einem Eimer mit kaltem Wasser, öffnete sie und reichte eine davon dem Kommissar. „So, und jetzt schieß los", forderte er Kleintaler nach dem ersten Schluck auf.

„Ich habe heute erfahren, dass du das Waldkirchner Krankenhaus kaufen möchtest, und ich weiß auch, dass du ein sehr hohes Angebot dafür abgegeben hast. Darf ich erfahren, was du mit dem Gebäude vorhast?"

„Okay, du bist gut informiert. Wie du weißt, bin ich Geschäftsmann, ein „old digger", ein alter Goldgräber. Ich habe in der

„Lehmann Bankenkrise" sehr viel Geld verdient, denn ich habe 2008 sehr früh meine Anteile an der Investmentbank Bear Stearns verkauft und etliche Millionen gewonnen. Geld muss immer wieder reinvestiert werden, so denkt der Geschäftsmann. Ich weiß natürlich noch nicht genau, was ich aus eurem alten Hospital machen werde, aber ich habe genug Geld und vielleicht kann ich damit etwas Gutes für die Heimat meiner Vorfahren bewirken. Ich habe im Archiv auch schon um Einsicht in die alten Pläne gebeten. Aber das ist doch alles legal, oder stimmt etwas nicht?"

„Nein, Michael, alles okay. Ich frage nur deshalb, weil seit zwei Jahren in und mit diesem Krankenhaus nur Merkwürdigkeiten geschehen." Kleintaler erzählte nun von den Stromausfällen, dem Unfall von Dr. Blechinger, auch vom Mord an Irmi Fleischmann. Michael J. Roding hörte aufmerksam zu und schüttelte nur ab und zu verständnislos den Kopf.

„Das klingt ja alles fürchterlich, Schos, und du vermutest, dass hinter allem ein geheimnisvoller Killer steckt. Hast du eine Spur oder wenigstens einen Verdacht? Zwei Jahre sind eine lange Zeit, da kann aus deinem Fall sehr schnell ein „cold case" werden."

„Ich weiß, und das hoffe ich nicht. Michael, jetzt aber eine ganz andere Frage: Hast du dem Trägerjosi schon den bisher unbekannten Brief der Emerenz an Guste Unertl zukommen lassen?"

„Ja sicher, er hat sich auch sehr wortreich bedankt. Außerdem hat er gesagt, dass er ihn am Geburtstag der Dichterin präsentieren wird und dass er meinen Namen aus dem Spiel lässt. Er reserviert für uns einen Tisch in der „Emerenz". Und da freue ich mich schon heute drauf." Die beiden neuen Freunde tranken ihre Cola leer und verabschiedeten sich.

Kommissar Kleintaler hatte seine Frau am Morgen ins Krankenhaus gefahren, hatte sich dann noch mit den Bauhofarbeitern unterhalten, die im Stadtpark gerade dabei waren, die Überreste des „Picknicks im Park" vom Maria-Himmelfahrtstag zu beseitigen und war dann nach Freyung ins „Buchcafé" gefahren. Kaum hatte er die filzbelegten Stufen zum 1. Stock hinter sich gebracht, umfing ihn die besondere Atmosphäre dieses Buchladens. „Bücher strahlen Ruhe aus", dachte er, „vielleicht sollte ich doch mal wieder etwas mehr lesen". Er blieb auf dem obersten Treppenabsatz stehen und sah sich um. An einem kleinen runden Tisch im hinteren Eck des Buchcafés saß Katharina Heroldsbacher. Sie war der einzige Gast. Sie hatte eine große Tasse Tee vor sich stehen und blätterte in einem Taschenbuch. „Guten Morgen, Katharina", begrüßte er sie und gab ihr die Hand. Mit einer knappen Geste lud sie ihn ein, Platz zu nehmen. Nur wenige Augenblicke später stand Hans, der Eigentümer des Kaffeehauses vor ihm und gab ihm die Hand. „Der Tag beginnt ja schon gut, Schos, wenn du mal bei mir vorbeischaust", grinste er. „Hans, wenn ich gewusst hätte, dass du heute hier bist, hätte ich Frau Dr. Heroldsbacher einen anderen konspirativen Treffpunkt vorgeschlagen. Übrigens darf ich vorstellen ..." „Wir kennen uns", unterbrach ihn der Buchhändler knapp, „du weißt ja, Stadtrat und „Kliniken GmbH" arbeiten hier in Freyung eng zusammen, zum Wohle der Stadt und des Landkreises selbstverständlich. Aber ich will euch nicht länger stören, was darf ich dir bringen? Weißbier habe ich leider keines."

„Für Weißbier ist es noch etwas früh, aber ich nehme auch so einen Tee, der riecht ja vorzüglich, und du weißt ja, wir Waldkirchner brauchen derzeit viel Gesundes, weil unser Krankenhaus ja schon euch gehört."

„Schos, lass den Lokalpatriotismus, du musst in die Zukunft denken. In ein paar Jahren wird Waldkirchen froh sein, dass der alte Kasten weg ist. So, und jetzt bringe ich dir deinen Tee."

Katharina Heroldsbacher hatte sich bei dem nicht ganz ernst gemeinten Disput zurückgelehnt und lächelte. „Ich weiß nicht, ob der Hans mehr weiß, aber so ganz Unrecht hat er nicht. Krankenhäuser von der Größe des Waldkirchner Hauses können die Krankenhausreform nicht überleben. Dafür sind sie einfach zu klein."

„Aber warum schließt man dann das Haus, das als einziges schwarze Zahlen schreibt?"

„Es ist – wirtschaftlich gedacht – einfacher ein Hundertzehn-Betten-Haus zu schließen, als eines mit zweihundertfünfzig. Schauen Sie, alle Arbeitsplätze bleiben erhalten, Endoprothetik, Chirurgie und Palliativ bekommen neue und größere Räume. Die Synergieeffekte werden gebündelt, ein Krankenhaussystem wird für die Zukunft fit gemacht, das alles dient dem Wohl der Region."

Katharina Heroldsbacher war während ihres kurzen Vortrages ein wenig in Erregung geraten. Kleintaler sah ihre leicht geröteten Wangen, die diese Frau noch aufregender erscheinen ließen, als sie es ohnehin schon war. Erst jetzt hatte der Kommissar Zeit, sie aufmerksam zu mustern. Die Geschäftsführerin trug eine weiße Bluse, die ihre weibliche Figur betonte, eine Dreiviertel-Jeans und weiße Pantoletten. In ihre schwarzen Haare hatten sich hellere Strähnen eingeschlichen, für die vermutlich die Sommersonne verantwortlich war. Kleintaler konnte sich an ihr nicht satt sehen. Deshalb fiel es ihm auch zu spät auf, dass Katharina Heroldsbacher schon seit geraumer Zeit ihren kleinen Monolog beendet hatte, während er noch weiter in ihren Anblick vertieft war. Hans hatte in der Zwischenzeit wortlos den bestellten Tee serviert, von dem der Kommissar, etwas verlegen, nun einen Schluck nahm.

„Es freut mich, dass ich Ihnen augenscheinlich gefalle, aber vielleicht sollten wir mal über die möglichen Berührungspunkte unserer Arbeit sprechen, wie Sie es genannt haben." Kleintaler hörte den leicht ironischen Unterton deutlich heraus.

„Okay, wie beurteilen Sie denn als Geschäftsführerin der „Kliniken GmbH" die „Merkwürdigkeiten", die sich seit zwei Jahren am Waldkirchner Krankenhaus häufen?"

„Zunächst einmal gilt mein Bedauern Dr. Stein, denn es ist immer tragisch, wenn man einen Menschen verliert, den man liebt. Und dazu noch durch Mord! Das ist doppelt schlimm, weil man sich immer die Mitschuldfrage stellt. Die anderen „Merkwürdigkeiten" ordne ich unter der Rubrik „Zufall" ein, oder haben Sie da andere Erkenntnisse? Deshalb bin ich froh, dass das Krankenhaus geschlossen wird, denn ich bin der Meinung, dass möglicherweise diese „Merkwürdigkeiten" dem Alter des Hauses geschuldet sind. Mit einem Neubau in Freyung werden sich diese wohl erledigt haben."

„Schön, wenn es so wäre, aber ich habe so eine dunkle Ahnung, als ob hinter den ganzen „Merkwürdigkeiten" etwas sehr, sehr Böses stecken würde. Ich bin mit den Fällen zwar nicht betraut, auch nicht mit dem Mord an Frau Dr. Fleischmann, aber trotzdem habe ich ein sehr schlechtes Gefühl."

„Und wie erklären Sie sich dann dieses schlechte Gefühl?"

„Ich bin ja kein Anfänger in meinem Beruf, und wenn ich den Faktor „Zufall" ignoriere, bleiben mir ein paar Interpretationsansätze: Erstens jemand möchte dem Krankenhaus in Waldkirchen schaden, zweitens jemand möchte Dr. Stein persönlich ans Leder und drittens gibt es eine Kraft, die beides kombiniert. Um Ihrer Frage zuvor zu kommen, Katharina, ich habe für keinen Ansatz auch nur den geringsten Anhaltspunkt."

Katharina Heroldsbacher bestellte beim Buchcafé-Chef zwei Gläser Weißwein, die auch sofort gebracht wurden. Sie prostete dem Kommissar zu: „Ich bin der Meinung, es ist Zeit, dass wir uns jetzt mal duzen. Wie wir heißen, wissen wir." Sie stand auf und gab Kleintaler einen sanften Kuss auf die Wange. Der Kommissar unterdrückte den heftigen Wunsch, sie in den Arm zu nehmen.

„Und jetzt lassen wir mal unseren „Schnittstellenaustausch" und reden über Golf. Wann hast du denn mal Zeit, dass wir in Poppenreut eine Runde spielen?"

Georg Kleintaler versprach, sie in Kürze anzurufen, um einen Termin zu vereinbaren. Dann bezahlte er und verabschiedete sich mit einem etwas schlechten Gewissen seiner Ehefrau gegenüber. Als er seinen Volkswagen aus der Tiefgarage des großen Kinos holen wollte, verweigerte dieser seinen Dienst. Trotz vielen guten Zuredens und heftiger Flüche sprang er einfach nicht mehr an. Kleintaler telefonierte mit seiner Dienststelle, und eine Viertelstunde später holte ihn Monika Sauer mit ihrer kleinen italienischen Rennsemmel am Freyunger Kirchplatz ab.

Schiefweg, Montag, 3. Oktober 2016

Mein Ex-Vorgesetzter hatte mich vor wenigen Tagen angerufen und zu der Lesung von Dr. Josef Träger in die „Emerenz" in Schiefweg eingeladen. Felix und ich hatten uns für diesen Abend in Dirndl und Lederhose geworfen, Klein-Tommy bei der Nachbarin geparkt, die ihn mit einem Stück herzhaft riechender Bratwurst empfangen hatte. Kurz vor 19 Uhr nahmen wir an dem von Dr. Träger für uns reservierten Tisch Platz, an dem schon ein Herr saß, der sich als Michael J. Roding vorstellte und offensichtlich mit dem Emerenz-Meier-Forscher gut bekannt war, denn die beiden duzten sich. Kurz vor Beginn der Lesung, die Gaststube war bereits bis auf den letzten Platz besetzt, erschienen auch Marianne und Georg, die allerdings so wirkten, als hätten sie noch einen kleinen Streit miteinander gehabt. Der Germanist, angemessen in Tracht gekleidet, begrüßte die beiden sehr zuvorkommend und brachte sie zu uns an den Tisch. Schos bestellte noch Weißbier und Weißwein und dann ergriff Dr. Träger, der an einem kleinen Tisch beim Tresen saß und sämtliche von ihm verfasste Bücher über die Emerenz Meier und andere Heimatdichter um sich herum – wie eine Art Wagenburg – aufgestellt hatte, das Wort.

„Meine lieben Emerenz-Freunde, ich freue mich, dass heute anlässlich ihres 142. Geburtstags und der 110. Wiederkehr ihres Auswanderungstages „ins Amerika" so viele Schiefweger und Waldkirchner Freunde hierhergekommen sind, um bei der kleinen Sensation dabei zu sein, die ich euch heute Abend präsentieren werde."

Dr. Träger beschrieb mit wohl gesetzten Worten das Leben der Emerenz in Schiefweg und Oberndorf, die Anfänge ihres Dichtens und die der Not geschuldete Auswanderung nach Chicago.

„Vor wenigen Wochen habe ich einen noch unbekannten Brief der Emerenz an Guste Unertl in die Hände bekommen, den sie nach dem Besuch eines Waldkirchner Bürgers geschrieben hat. Ich werde ihn in die erweiterte Neuauflage der gesammelten Werke mit aufnehmen, aber ihr, liebe Emerenz-Freunde, sollt die ersten sein, die heute an diesem doppelten Ehrentag diesen Brief vorgelesen bekommen."

Er entnahm einer Hülle die Fotokopie des Briefes und begann zu lesen:

An Auguste Unertl

Chicago, 8. Juni 1912

Herzliebe, unvergeßliche Freundin,
meine liebe Gusti!

Ich weiß nicht, ob es Wochen oder Jahre sind, seitdem wir uns
nicht mehr geschrieben haben. Ich bin so tief betrübt, daß
ich zwar manchmal zum Schreiben angesetzt habe, dann aber
doch keinen fertigen Brief an Dich abschicken konnte.
Diese Unstetigkeit, diese schnelle Verzagtheit ist halt mein
alter großer Charakterfehler.

Dieses Mal mußt Du den Brief bekommen, denn es ist so
vieles passiert und ich ertrage es nicht länger, so ganz ohne
Verbindung zu Dir und meinem Heimatland zu sein. Nachdem mein Mann Josef schon vor zwei Jahren von mir gegangen ist, ist nun auch mein Vater im März vor einem Jahr
verstorben. Habe ich den Tod meines Mannes als Erlösung
für uns beide empfunden – Du weißt, Gusti, daß er, der seine
Wurzeln in seinem geliebten Wotzmannsreut hatte und hier
in Amerika nie wirklich glücklich geworden ist – so leide ich
noch heute sehr darunter, daß mein Vater nicht mehr unter
uns ist. So schwierig wie er auch immer gewesen sein mag, war
er mir hier in Chicago doch immer eine große Stütze und ein
Rückhalt in meinem Leben. Jetzt muß ich schauen, daß ich
alleine zurechtkomme.

Eine gute Neuigkeit habe ich aber doch noch für Dich.
Ich hatte in diesem Jahr einen überraschenden Besuch aus
meiner alten Heimat. Im April habe ich einen Brief erhalten
von einem gewissen Franz Leisgang, der heute in Rockford
wohnt, also ganz in der Nähe, und sich dort ein Baugeschäft
aufgebaut hat. In dem Brief bat er darum, die berühmte
„Bayerwald-Dichterin" kennenlernen zu dürfen. Er stamme
aus Waldkirchen und habe alle meine Stückerln gelesen. Ich
habe ihm geantwortet, daß ich mich über seinen Besuch sehr
freuen würde, und am Samstag, ich glaube, es war der 18.Mai,
kam er dann auch. Der Franz Leisgang ist ein junger, gut
aussehender Mann, groß gewachsen, mit dichten schwarzen
Haaren, und man sieht ihm an, dass er schwer arbeiten muß.
Wenn ich nicht schon auf die Vierzig zugehen würde, hätte
ich mich glatt in ihn verlieben können. Vielleicht kannst Du,
Gusti, mehr über diese Familie Leisgang herausbekommen,
mir sagte der Name nämlich nichts. Es war schön, mal wieder
den Dialekt meiner Heimat zu hören.

Er erzählte mir, daß er im Streit mit seinem Vater aus Waldkirchen weggegangen ist, der war wohl mit seiner Verlobten
nicht einverstanden. In Bremerhaven ist dann sein Schiff
mit einem anderen zusammengestoßen, er hat als einziger
überlebt, weil er schwimmen konnte. Am nächsten Tag ist er
dann mit einem anderen Schiff ausgewandert. Er hat zunächst
in Chicago gelebt und ist dann nach Rockford gezogen. Er
hat mir auch Neuigkeiten aus Waldkirchen berichtet. Der Bau
der Eisenbahn scheint fortzuschreiten, denn in Jandelsbrunn
und Neureichenau würden neue Bahnhöfe gebaut. Der Vater
von dem Franz Leisgang hat den Waldkirchner Bahnhof
mitgebaut. Er hat auch erzählt, daß der Waldkirchner Pfarrer
Fritsch verabschiedet worden sei, und beim Sängerabschied

habe der Rechtsanwalt Ringelmann Lieder von Schubert vorgetragen. Die Katharina Lenz aus Richardsreut ist gestorben. Die alte Kathi habe ich noch gut gekannt, die hatte kein schönes Leben als Häuslerstochter. Dann haben wir uns sehr lange über meine Erzählungen unterhalten, und daß ich auch hier in Amerika noch schreibe. Und ich glaube, er hatte wirklich alle meine „Geschichterln" gelesen. Am besten hat ihm die „Itta" aus dem Elend gefallen, die sei ihm richtig nahe gegangen.

Es war ein wirklich schöner Nachmittag und wir haben beschlossen, den Kontakt nicht abbrechen zu lassen.
Ich hoffe, liebe Gusti, Dir und Deinem Mann geht es gut.
Bitte schreibe mir ausführlich und alles, was du über diese Familie Leisgang in Erfahrung bringen kannst.

Du liebste Gusti und Dein Mann seien viele tausendmal gegrüßt.

> Euere
> dankbare Emerenz

Nachdem Dr. Josi Träger geendet hatte, brauste donnernder Applaus auf. Der Germanist trug zum Abschluss der Veranstaltung auf Wunsch der Zuhörer noch das Gedicht „Wödaschwüln" vor und bewies dabei sein außergewöhnliches schauspielerisches Talent. Georg Kleintaler bestellte sich noch ein Weißbier, Marianne einen Cappuccino und mein Felix noch eine Portion „Kaspressknödel". Dann kam Dr. Träger an unseren Tisch, begrüßte uns, stellte sein Weißbier auf den Tisch und fragte Herrn Roding: „Na Michi, hat dir gefallen, was du gehört hast? Hast du überhaupt alles verstanden?"

„Josi, das war super, vor allem die „Wödaschwüln", und das alles hat die Emerenz geschrieben. Die war very talentiert und eine große Dichterin."

„Naja, das haben damals nicht alle so gesehen, für viele ihrer Zeitgenossen war sie eine „very great bitch."

„Really?"

Nachdem das Bestellte serviert worden war, mischte sich Georg in das Gespräch. „Ich glaube ich muss euch erst einmal miteinander bekannt machen", und das tat er dann auch. Kurz bevor der lustige Abend zu Ende ging, wandte ich mich an Marianne und Georg: „Ich weiß, es geht mich nichts an, aber hattet ihr, bevor ihr kamt, Streit miteinander?" Marianne schüttelte den Kopf.

„Nein, Tina, keinen Streit, wir wollten die Brigitte Göppel, meine Kollegin abholen. Du kennst sie. Sie ist ein großer Emerenz Meier-Fan, war aber nicht zuhause, obwohl sie fest zugesagt hatte. Ich hatte den Schos gebeten, nochmal hinters Haus zu gehen, weil sie vielleicht das Klingeln nicht gehört hatte, aber weil wir so knapp dran waren, hat er sich geweigert. Weißt du, ich habe immer noch ein mulmiges Gefühl, weil sie auch nicht an ihr Smartphone geht."

„Beruhige dich, Marianne, wir schauen auf dem Nachhauseweg noch bei ihr vorbei, vielleicht hatte sie etwas anderes vor und liegt jetzt schon im Bett."

„Das glaube ich nicht, denn normalerweise hat sie ihr Mobiltelefon eingeschaltet, falls das Krankenhaus anruft. Mir kommt das merkwürdig vor, hoffentlich ist da nichts passiert."

„Was soll schon passiert sein? Marianne, du siehst wirklich Gespenster. Aber Themenwechsel! Habe ich euch schon erzählt, dass wir uns ein neues Auto kaufen?"

„Das wird ja langsam auch Zeit", bemerkte mein Mann mit vollen Backen, „dass die alte Rostschleuder überhaupt noch läuft, ist ja ein Wunder. Was für einer soll es denn werden?"

„Schos liebäugelt mit einem SUV", kicherte Marianne, „ich eher mit einem roten Cabrio."

„Marianne, wie sieht das denn aus, wenn ich mit einem roten Cabrio zum Tatort fahre."

„Die weiblichen Toten werden dir zu Füßen liegen", bemerkte ich ironisch.

„So, Schluss mit dem Gewitzel! Sag mal Tina, wenn ihr noch ein wenig Zeit habt, könnten wir kurz in der Emerenz-Meier-Straße vorbeifahren, dort wohnt die Brigitte. Wir schauen nach, was sie macht, und ich glaube, dann kann auch die Marianne beruhigt schlafen."

„Michi, wir zwei trinken noch was auf das Wohl unserer Emerenz." Der Trägerjosi hatte das Schlusswort gesprochen.

Das kleine Häuschen in der Emerenz-Meier-Straße, das Brigitte Göppel bewohnte, gehörte zu der ersten VdK-Siedlung in Waldkirchen, die in den Fünfzigerjahren errichtet worden war. Sie hatte das Anwesen renoviert und einen preisgekrönten Garten angelegt, von dem allerdings zu so später Stunde nichts zu sehen war. Kleintaler nahm seine Stablampe aus dem Handschuhfach, dann stiegen wir aus und klingelten. Im Haus blieb alles still, kein Licht ging an. Im Licht der Taschenlampen umrundeten wir das Haus. Marianne versuchte währenddessen Brigitte über das Mobiltelefon zu erreichen. Erfolglos. Und auch kein Klingeln war zu hören. Mein ehemaliger Vorgesetzter stieg die Außentreppe zum Keller hinunter. Ich schaltete die Lampe an meinem Smartphone ein. Die Kellertür war abgeschlossen. Schoß hob sie kurz an der Klinke an, drückte dagegen und die Tür ging auf. „Einbruchssicherung sieht anders aus", knurrte er.

„Tina, komm mit, wir sehen uns mal im Haus um." Er versuchte das
Kellerlicht anzuschalten, aber alles blieb dunkel. *„Das ist merkwürdig",*
knurrte mein Kleintaler. Im Licht unserer Taschenlampen stiegen wir
zum Erdgeschoß hinauf. Schos nahm nun keine Rücksicht mehr auf die
nächtliche Ruhe. *„Frau Göppel, ich bin es, Georg Kleintaler, der Mann
von Marianne!"* Keine Reaktion. Der Kommissar versuchte das Licht im
Flur einzuschalten, abermals blieb alles dunkel. Nichts war zu hören.
„In diesen alten Häusern sind die Schlafzimmer immer im ersten Stock",
flüsterte Schos. Langsam stiegen wir hinauf. Er öffnete die erste Tür an
der rechten Seite. Das Schlafzimmer war leer, das Bett unbenutzt, Klei-
der lagen am Boden. Beiläufig abgelegt. Ich öffnete die gegenüberliegende
Tür und beleuchtete den Raum, das Badezimmer. Und dann sah ich sie.
Brigitte Göppel lag tot in ihrer Wanne, der Haarfön neben ihr. Schos zog
mit einem Taschentuch den Stecker aus der Dose, ging in den Keller, um
den Sicherungskasten zu suchen. Wenige Minuten später ging das Licht
an. Ich informierte die Kollegen in der Dienststelle.

Nachdem der Kommissar seiner Frau das Unglück berichtet hatte, rief
er die Spurensicherung der K 8 in Passau an, die auch eine halbe Stunde später am Fundort eintraf. Die Beamten untersuchten das Badezimmer, nahmen aber auch das gesamte Haus in Augenschein, fanden jedoch
nichts, was auf einen Einbruch oder die Anwesenheit eines Fremden
hingedeutet hätte. Die sterblichen Überreste von Brigitte Göppel wurden
für eine Autopsie mitgenommen. Ich war mir aber sicher, das Ergebnis
bereits zu kennen. Herzstillstand, verursacht durch den Stromschlag des
in die Wanne gefallenen Haartrockners.

Es war ein Herbsttag wie aus dem Bilderbuch. Katharina Heroldsbacher und Georg Kleintaler saßen auf der Sonnenterrasse des „Golfstüberls" und feierten mit einem Glas „Chardonnay" das erfolgreiche Ende ihrer Golfpartie. „Ich wusste gar nicht, Katharina, dass du so ein tolles Handicap hast. Par 18, das ist schon beeindruckend, ich kam mir heute wie ein Anfänger vor. Wann sagtest du, hast du das letzte Mal gespielt?"

„Verzeih mir, Schos, dass ich nicht so ganz aufrichtig war, ich habe in den letzten Wochen hier schon einige Male trainiert, schließlich wollte ich mich vor dir nicht blamieren." Katharina bat mit einem unschuldigen Lächeln um Verzeihung, und der Kommissar wurde Wachs in ihren Händen.

„Schwoib mer`s owa", entgegnete er und hob sein Glas, um ihr zuzuprosten.

„Wie bitte?", fragte sie irritiert.

„Entschuldige, das war härtester Dialekt und heißt so viel wie: „Spülen wir es hinunter" oder „Schwamm drüber". Sie tranken einen Schluck Weißwein und genossen den traumhaften Spätsommertag. Kleintaler nahm als erster das Gespräch wieder auf.

„Gegen diesen Altweibersommer ist der Indian Summer in Maine doch nur ein müder Abklatsch. Schau dir doch mal dieses Farbfeuerwerk in Gelb, Orange und Rot an, das gibt es so nur in unserem schönen Bayerischen Wald. Im Osten leuchten die Hänge des „Plöckenstein" – zugegeben der Gipfel wirkt etwas kahl – aber schau dir mal die Farben vom „Dreisessel" und vom „Haidl" im Nordosten an! Diese Farben der Laubbäume im schweren Licht der Herbstsonne, einmalig, dazwischen das dunkle Grün der Tannen und Fichten – ein einziger Traum." Kleintaler deutete euphorisch auf die Berge der näheren Umgebung.

„Apropos Altweibersommer, ich kenne den Begriff, weiß aber nicht was er wirklich bedeutet, hast du eine Erklärung parat?"

„Ich glaube, er hat etwas mit den feinen Spinnfäden zu tun, die du um diese Jahreszeit morgens in den Hecken und Gräsern siehst, sie erinnern an die feinen grauen Haare älterer Frauen. Aber es kann sich auch von der kurzen zweiten Jugend reiferer Frauen herleiten. Eines weiß ich aber sicher: Ein Gericht hat vor Jahren festgestellt, dass der Begriff „Altweibersommer" keinen Eingriff in die Persönlichkeitsrechte älterer Damen darstellt."

„Da bin ich aber beruhigt", lachte Katharina Heroldsbacher, „dass ich bis zu meinem Altweibersommer noch etwas Zeit habe, ich genieße jetzt erst einmal die Gegenwart." Bei diesen Worten blickte sie den Kommissar so erwartungsvoll an, dass ihm die Kehle trocken wurde. Schnell nahm er noch einen Schluck Weißwein und lenkte das Gespräch auf ein anderes Thema.

„Was gibt es denn Neues bezüglich des Waldkirchner Krankenhauses? Bleibt es beim Verkauf oder gibt es andere Pläne?"

„Eigentlich darf ich noch nicht darüber reden, bevor nicht der Kreisausschuss informiert ist, aber dir sag ich es trotzdem. Euer Krankenhaus wird bis zum 31.12.2018 geräumt, anschließend generalsaniert und soll dann als Medizinisches Versorgungszentrum ohne Notfallambulanz ausgebaut werden."

„Das ist interessant! Wissen die potenziellen Käufer schon von dieser Planung?"

„Nein, wie gesagt, wenn der Kreisausschuss grünes Licht gibt, informieren wir die Interessenten und gehen dann an die Öffentlichkeit. So jetzt muss ich mich aber langsam auf den Weg machen, denn eine Geschäftsführerin muss auch samstags arbeiten." Sie trank ihr Glas leer, stand auf und umarmte den Kommissar. „Danke für den schönen Vormittag. Bringst du mich noch zu meinem Wagen?"

Georg Kleintaler legte einen Geldschein auf den Tisch und erhob sich. „Das ist doch selbstverständlich." Er ging mit ihr zum Parkplatz, der um diese Zeit überraschend leer war. Kleintaler deutete auf einen metallicroten SUV, der neben ihrem „Mini" stand. „Übrigens, das ist mein Neuer. Ich hätte nie gedacht, dass ich einmal ein Auto fahre, das genauso heißt wie ein Nomadenvolk in der Sahara."

„Wow, Glückwunsch, das ist wirklich ein geiles Teil. Ich wünsche dir viel Glück damit und gute Fahrt." Sie lehnte sich an den SUV, zog Kleintaler zu sich heran und küsste ihn innig. Dieser nahm sie in den Arm und erwiderte leidenschaftlich ihren Kuss. Nach wenigen Minuten löste sie sich langsam aus der Umarmung, sah Kleintaler liebevoll an und stieg dann in ihren Wagen. „Ich würde mich über deinen Anruf sehr freuen!"

Kleintaler blickte ihrem „Mini" noch lange nach. Gedankenverloren ließ er seinen neuen Wagen an. Es dauerte noch ein paar Minuten ehe er losfuhr. Zum ersten Mal seit Jahrzehnten hatte er eine andere Frau als die seine geküsst, und es hatte ihm großen Spaß gemacht. Er verstand momentan die Welt nicht mehr.

Waldkirchen, Dienstag, 8. November 2016

Allerheiligen und Allerseelen waren vorüber, Marianne hatte ebenso Dienst gehabt wie ihr Mann, der ihr in letzter Zeit etwas einsilbig, ja gar verschlossen vorkam. Selbst das neue Auto vermochte seine Stimmung nicht zu heben. Sie schob das auf den fehlenden Ermittlungserfolg im Fall von Irmgard Fleischmann. An sie und an Brigitte Göppel hatte sie in den letzten Tagen immer wieder denken müssen. Dass es überhaupt keine Anhaltspunkte in Irmis Fall gab, wunderte sie und sie verstand auch nicht, wie es einer erfahrenen Frau wie Brigitte Göppel passieren konnte, einen angeschlossenen Haartrockner auf den Badewannenrand zu legen. Dass es ein Unfall gewesen war, dessen war sie sich sicher, denn an Selbstmord hatte sie keine Sekunde geglaubt.

Georg Kleintaler hatte an diesem Nachmittag einen Termin beim Amtsgericht in Freyung. Ein junger Mann, den er bei einer Personenkontrolle in einem berüchtigten Jandelsbrunner Lokal mit einer gehörigen Menge an „Ecstasy-Pillen" erwischt hatte, stand vor Gericht und Kleintaler sollte dazu gehört werden. Da der Angeklagte aber aufgrund des Rates seines Anwalts rundum geständig war, wurde auf die Befragung des Kommissars verzichtet. Da stand er nun in der Passauer Straße vor einem österreichischen Lokal und fror, denn der Herbst hatte sich mit Nebel und feuchter Kälte zurückgemeldet. Er griff in die Innentasche seiner Lederjacke und zog die Visitenkarte von Katharina Heroldsbacher aus der Brieftasche. Er zögerte, dann wählte er auf seinem Smartphone die Nummer in der untersten Zeile. Es dauerte nicht lange, bis sie sich meldete. Kleintaler fragte, ob sie Zeit für einen Kaffee habe, er wäre gerade in Freyung und habe nichts zu tun.

„Die Einladung ist lieb von dir, aber ich arbeite heute von zuhause aus und möchte wegen einiger Anrufe, die ich noch erwarte, nicht weggehen. Aber komm doch einfach zu mir. Kaffee kochen kann ich und Weißwein habe ich auch im Haus. Du weißt doch, wo ich wohne?"

Nur wenige Minuten später befand sich Kleintaler vor der Eingangstür des Appartementhauses. Noch einmal zögerte er, dann drückte er entschlossen auf den Klingelknopf. Noch einen Moment später stand er Katharina in der geöffneten Wohnungstür gegenüber. Kaum dass diese ins Schloss gefallen war, nahm er sie in den Arm und küsste sie leidenschaftlich. Nach anfänglichem Zögern erwiderte sie seine Zärtlichkeit.

„Das war ja nun wirklich eine atemberaubende Begrüßung", bemerkte Katharina, „aber jetzt komm erst mal rein und leg ab oder willst du im Flur stehenbleiben?" Kleintaler tat wie geheißen und folgte ihr ins Wohnzimmer. Er bemerkte die geschmackvolle Einrichtung. Jugendstil soweit das Auge reichte. Allein der Eckschrank mit anschließender Sitzgelegenheit musste ein Vermögen gekostet haben, von dem Schreibtisch ganz zu schweigen.

„Ist das deine Einrichtung oder hast du das Appartement möbliert gemietet?

„Nein, das sind alles meine Möbel, und bevor du weiter fragst – Herr Kommissar – das sind Erbstücke von meiner verstorbenen Großmutter. So, und welchen Kaffee möchtest du jetzt? Cappuccino, Espresso, Latte?"

„Kann deine Maschine auch „Kaffee creme" mit Cognac?

„Selbstverständlich kann die das, aber du musst dir doch hoffentlich keinen Mut antrinken, um bei mir zu sein?"

„Sicher nicht, aber draußen war es saukalt!"

Katharina verschwand in der Küche und kam nach wenigen Minuten mit einem Tablett dampfender Kaffeetassen und zwei gut gefüllten Cognacschwenkern zurück. „Schön, dass du gekommen bist. Können wir auf uns trinken?" Sie prosteten sich zu, und Kleintaler trank sein

Glas in einem Zuge leer, während Katharina an ihrem Glas nur nippte. „Dir muss wirklich kalt gewesen sein", bemerkte sie etwas süffisant, „oder ist es etwas anderes?"

„Ich weiß es nicht! Seit ich dich das erste Mal gesehen habe, gehst du mir nicht mehr aus dem Kopf. Ich fühle mich in deiner Gegenwart wie ein Pennäler, der zum ersten Mal verliebt ist, aber ich bin seit fünfundzwanzig Jahren verheiratet, sogar glücklich verheiratet. Und jetzt bin ich hier bei dir und ich kann dir nicht einmal sagen, warum." Kleintaler blickte verlegen zu Boden. Katharina Heroldsbacher stand auf, strich dem Kommissar mit einer zärtlichen Geste über das Haar und flüsterte: „Warte einen Augenblick, ich glaube, ich kann deine Frage beantworten." Dann verließ sie das Wohnzimmer. Als sie nach wenigen Minuten zurückkehrte, hatte sie Pullover und bequeme Jeans gegen einen roten Kimono getauscht. „Komm mit", raunte sie mit heißerer Stimme, „du sollst deine Antwort bekommen." Sie nahm Kleintaler an der Hand und führte ihn in ihr Schlafzimmer. Sie öffnete die Knöpfe seines Hemdes und streifte es von seinem Oberkörper. Mit geschickten Fingern öffnete sie Gürtel und Reißverschluss seiner Hose, zog sie nach unten und gab ihm einen kleinen Stoß, so dass er auf das Bett fiel. Sie legte sich neben ihn und führte seine Hand unter ihren Kimono. Kleintaler spürte ihren warmen Körper, berührte sanft ihre Brüste, liebkoste die kleinen, dunkelbraunen Brustwarzen mit seinen Lippen. Seine Hand glitt suchend abwärts, fand einen feuchten willigen Schoß; dann drang er in sie ein.

Als Kleintaler zwei Stunden später auf der alten „WOS 1" nach Hause fuhr, fühlte er sich so elend wie ein räudiger Hund. Erst jetzt realisierte er, was eigentlich geschehen war: Er hatte Marianne betrogen! Schuldgefühle und Erinnerungen an den unglaublichen Sex, den er mit Katharina erlebt hatte, vermischten sich, verstörten ihn. Wie sollte es nun weitergehen? Der Kommissar fuhr zunächst zu seiner Dienststelle. Monika Sauer begrüßte ihn mit einer kurzen Frage: „Herr Kleintaler, wie war es denn bei Gericht? Ist der Dealer auch ordentlich verknackt worden? Übrigens habe ich Ihnen etwas auf den

Schreibtisch gelegt, das sollten Sie sich mal ansehen. Ich habe das Personalverzeichnis von allen Krankenhäusern angefordert, an denen Dr. Stein einmal gearbeitet hat. Das war zwar eine Schweinearbeit, aber vielleicht spielt der Zufall mit und wir entdecken etwas."

„Ich hoffe, dass er seine Strafe bekommen wird, der vorsitzende Richter gilt ja in Drogendelikten als scharfer Hund. Übrigens danke für die Fieselarbeit, ich schaue sie mir morgen genauer an, jetzt mache ich erst einmal Feierabend."

Kleintaler fuhr mit einem sehr mulmigen Gefühl in die Dreisessel-straße, wo Marianne ihn schon mit einer großen Pizza Hawaii erwartete.

In seiner letzten Sitzung vor den Weihnachtsfeiertagen hatte der Kreisausschuss auf Antrag seines Vorsitzenden Landrat Lochner und der Geschäftsführerin der „Kliniken GmbH" mit großer Mehrheit beschlossen, das Waldkirchner Krankenhaus zum 31.12.2018 zu schließen, zu sanieren und als Medizinisches Versorgungszentrum weiterzuführen. Die Geschäftsführerin hatte neben einem umfassenden Finanzierungsplan für das auszubauende Freyunger Krankenhaus und das zu erweiternde Grafenauer Haus auch einen detaillierten Umzugsplan ausgearbeitet. Nach diesem genauen Zeitplan sollten Endoprothetik, Palliativ und Chirurgie ab 2018 sukzessive umziehen. Georg Kleintaler hatte dies aus seiner Heimatzeitung erfahren. Katharina Heroldsbacher hatte er seit dem 8. November nicht mehr getroffen, allerdings hatte er zwei Tage nach seinem Seitensprung sehr lange mit ihr telefoniert. Dabei waren sie übereingekommen, die Beziehung nicht fortzusetzen und es bei der Einmaligkeit zu belassen. Katharina hatte betont, sie wolle seine Ehe nicht zerstören, habe aber wissen wollen, wie er so als Mann sei. Nachdem ihr das nun bekannt sei, möchte sie auch weiterhin mit ihm befreundet bleiben. An einer intensiven Beziehung sei sie allein schon aus Zeitmangel nicht interessiert. Er würde das sicher verstehen. Kleintaler war froh gewesen, noch einmal mit einem „blauen Auge" davongekommen zu sein. Katharina würde er vermutlich erst im neuen Jahr wieder begegnen, denn sie hatte vor, die Feiertage und den Jahreswechsel bei einer Freundin in Erlangen zu verbringen. Er hatte beschlossen, den Seitensprung seiner Marianne nicht zu beichten, das Risiko sei nicht kalkulierbar. An diesem Vormittag befand sich der Kommissar auf dem Weg nach Reut, um seinen neuen Freund Michael J. Roding zu besuchen und nachzuschauen, wie groß der Baufortschritt am alten Austragshaus gediehen sei. Kleintaler staunte nicht schlecht, als er seinen neuen Wagen am Ortsrand abstellte. Das Wohnhaus war generalsaniert und mit einem langen Anbau versehen worden, zu dessen Zweck der hölzerne Stall hatte weichen müssen. Michael hatte das Dach um einen Meter angehoben und ausgebaut, allerdings mit neuen Holzschindeln decken lassen. Entlang der Eingangsseite war ein großer Wintergarten angebracht worden. Sämtliche alten, aber brauchbaren Bretter konnten noch als Verkleidungsmaterial verwendet werden. Es war tatsächlich ein kleines Schmuckstück entstanden. Kleintaler klopfte an die Eingangstür. „Michael, bist du zuhause?"

Michael J. Roding öffnete sofort und begrüßte den Kommissar herzlich. „Es wird ja auch mal Zeit, dass du mich hier besuchst, wir haben uns ja schon eine Ewigkeit nicht mehr gesehen, old boy. Wo steckst du denn always? Die Zeit zum Golfspielen ist doch schon vorbei."

Kleintaler merkte, dass er verlegen wurde. „Michael, ich habe schließlich noch einen Beruf. Aber mal im Ernst, du hast in dem vergangenen Dreivierteljahr eine ganze Menge geleistet. Sag mal, wer hat dir denn das alles genehmigt? Etwa der Landrat persönlich?"

„Richtig, George, der Landrat persönlich. Ich war bei ihm, als ich euer Krankenhaus kaufen wollte, dabei habe ich anklingen lassen, dass ich mir vorstellen könnte, im Landkreis zu investieren. Dann habe ich ihm meine Umbaupläne vorgelegt und eine Woche später habe ich sie genehmigt von euerm Bauausschuss zurückbekommen. Und da ich immer etwas mehr zahle als andere Bauherrn, ging die Erweiterung zügig voran. Aber jetzt komm endlich rein, damit ich dir das Haus von innen zeigen kann."

Der Kommissar war begeistert, wie groß das Austragshaus geworden war und Michael J. Roding begann zu schwärmen, was er beim Innenausbau noch alles vorhabe.

„Sag mal, Michael, bist du nicht enttäuscht, dass mit dem Kauf des Krankenhauses nichts geworden ist?"

„Man kann nicht immer Glück haben, old boy, ich finde schon noch ein Objekt, in das ich investieren kann. Aber jetzt nimm erst mal

Platz. Was möchtest du trinken? Cola oder Bier?" Roding öffnete zwei kleine Pilsfläschchen und reichte dem Kommissar eines davon. Sie nahmen auf zwei Holzkisten Platz, eine dritte war mit Prospekten und Briefumschlägen belegt. Zwei Absender weckten Kleintalers Interesse: „Copernicus-Programm – Landsat 8" und „Securence-Wärmebild-kameras". Wozu benötigte Michael Satellitenbilder und Wärmebild-kameras?

„Trinken wir auf das kommende Weihnachtsfest. Übrigens, du bist herzlich eingeladen, Weihnachten mit uns zu feiern, auch den Heiligen Abend. Das soll ich dir von Marianne ausrichten. Franz Stein kommt auch. Nur eine Bedingung: Keine Geschenke!"

„Das ist very nice, vielen Dank, ich komme gerne, aber den Turkey für den zweiten Weihnachtsfeiertag bereite ich vor, sag das Marianne, da seid ihr meine Gäste, auch der Franz."

Reanimation

Georg Kleintaler saß in seinem Büro und versuchte Ordnung in sein Berufs- und sein Privatleben zu bringen. Die Weihnachtsfeiertage sowie der Jahreswechsel waren ruhig verlaufen, Marianne hatte sich sehr bemüht, ihn, Franz und Michael zu verwöhnen und hatte so gut gekocht, dass er bereits am ersten Feiertag den Gürtel etwas weiter öffnen musste. Das Truthahnessen bei Roding war lustig und alkoholreich gewesen, und er hatte einen kleinen Einblick in das Weihnachtsbrauchtum der Amerikaner erhalten. Selbst die „Waldkirchner Rauhnacht" war glimpflicher verlaufen als vermutet. Der „blutige Thammerl" hatte kein Opfer gefunden und außer ein paar betrunkenen und randalierenden Schrazln und Druden war alles ruhig geblieben. Mit Katharina hatte er seit dem letzten Telefonat nicht mehr gesprochen; er hatte ihr seine Weihnachtsgrüße per SMS geschickt. Vermutlich war sie noch immer bei ihren Freundin in Erlangen. Die Ruhe an den Feiertagen hatte ihm gut getan, er hatte sehr viel Zeit mit seiner Marianne verbracht, war zweimal mit ihr Schneeschuhwandern gewesen, hatte viel mit ihr geredet. Aber immer wieder kehrten seine Gedanken zu jenem Nachmittag bei Katharina zurück. Er begehrte sie, wusste aber, dass er den Seitensprung nicht wiederholen durfte. Er musste einen Weg finden, ihn aus seinem Gedächtnis zu verbannen. Aber wie?

Der Kommissar versuchte in Form eines Organigramms noch einmal die Vorfälle der letzten Jahre zu ordnen. Die Stromausfälle im Waldkirchner Krankenhaus hatten zu drei Todesfällen geführt. Die Gründe für die Stromausfälle waren nicht zu ermitteln gewesen, und nachdem das Krankenhaus geschlossen würde, dürfte auch kein Interesse vorliegen, noch weiter nach möglichen Gründen zu suchen. Der Tod von Dr. Gundula Blechinger, der Anästhesieärztin, schien ein tragischer Verkehrsunfall gewesen zu sein. Den Tod der OP-Schwester Brigitte Göppel konnte man als Unfall, aber auch als Selbsttötung einordnen, wobei für das Letztere jegliche Hinweise fehlten. Einzig der Tod von Dr. Irmgard Fleischmann war ein eindeutiger Mord, der allerdings von den Passauer Kollegen als „Zufallstat" eingestuft wurde. Kleintaler hatte in allen Fällen dahingehend ermittelt, wer von den Todesfällen einen Nutzen haben könnte? Es gab aber keine Nutznießer, weder einen Ehemann noch eine Ehefrau oder einen Freund. Auch die Sterbedaten hatten nichts ergeben. Zwar waren Johanna und Katharina Nebel am gleichen Tag wie Gundula Blechinger gestorben, das war aber auch schon alles an Gemeinsamkeiten. Kleintaler blätterte noch einmal seine Ermittlungsakten durch, als ihm die „Fleißarbeit" von Monika Sauer in die Hände fiel. Oh Gott, daran hatte er überhaupt nicht mehr gedacht.

Dr. Franz Stein hatte seine erste Stelle als Assistenzarzt 1995 im „Klinikum Dritter Orden" in München angetreten. Monika Sauer hatte das gesamte damalige Personal – vom Chefarzt bis zum Hausmeister – mit Anschrift und Telefonnummer versehen alphabetisch aufgelistet und auch vermerkt, wer bereits verstorben war. Der Kommissar wählte zunächst die Nummer seines Freundes, der auch sogleich ans Telefon ging.

„Guten Morgen Franz. Ich hoffe ich störe deine Samstagsruhe nicht zu sehr, aber ich gehe gerade noch einmal alle Fälle durch, auch den Tod von Irmi, und da hätte ich noch eine Frage an dich."

„Morgen, es ist schön zu hören, dass wenigstens du die Suche nach Irmis Mörder noch nicht aufgegeben hast, deine Passauer Kollegen haben ja schon das Handtuch geworfen, wie es aussieht. Schieß los, was willst du wissen?"

„In welchem Krankenhaus hast du als Assistenzarzt in München gearbeitet und wann genau war der Vorfall, den du als „Déja-vu" bezeichnet hast?"

„Es war das „Klinikum Dritter Orden" in Nymphenburg und der Vorfall ereignete sich 1995, aber ich weiß das genaue Datum nicht

mehr, ich glaube Anfang Oktober, weil da eine Woche lang Weltun-
tergangsstimmung geherrscht hatte, ein Gewitter nach dem anderen. Aber der Tod des kleinen Mädchens ist protokolliert worden, da
könnte es vielleicht noch Unterlagen geben."

„Weißt du zufällig noch, wer damals die Klinikleitung innehatte?"

„Der Name wird mir ewig in Erinnerung bleiben: Professor Arnold
Holzinger, ein begnadeter Chirurg. Er hat übrigens die Notoperation
durchgeführt, bei der ich assistiert habe."

„Danke, das war schon alles. Ich wünsche dir ein geruhsames
Wochenende."

Kleintaler legte auf und nahm sich erneut die Personalliste vor.
Ein Professor Arnold Holzinger war darauf, allerdings als verstorben
verzeichnet. Kleintaler rief dennoch die angegebene Münchner Telefonnummer an. Er ließ es lange klingeln und wollte schon auflegen,
als sich doch noch eine Frauenstimme meldete.

„Holzinger."

„Guten Morgen, Kleintaler, Kommissar Kleintaler, Polizeistation
Waldkirchen. Die liegt im Bayerischen Wald. Sind Sie die Ehefrau
von Professor Arnold Holzinger?"

„Ja, aber ich kaufe nichts am Telefon."

Der Kommissar musste schmunzeln. „Frau Holzinger, Sie haben
mich missverstanden, ich will Ihnen nichts verkaufen. Ich bin Polizeikommissar und habe nur eine Frage: Wann ist Ihr Mann denn gestorben und woran?"

„Entschuldigung, ich höre nicht mehr sehr gut. Der Tod meines
Mannes, das ist schon sehr lange her. Im Januar 2001 war das. Es war

ein Unfall. Ihm ist beim Baden eine alte Heizsonne aus Versehen in die Badewanne gefallen. Herzstillstand."

Der Kommissar hielt kurz die Luft an und runzelte die Stirn. „Das tut mir sehr leid, Frau Holzinger, aber eine Frage hätte ich jetzt doch noch. Ich weiß, es ist schon lange her, aber hat Ihr Mann Ihnen einmal erzählt, dass bei einer Notoperation ein zweijähriges Mädchen verstorben ist und wenn ja, erinnern Sie sich noch daran, wann das war?"

„Ja, wie wenn es gestern gewesen wäre. Es war der 18. Oktober 1995 – es war der Geburtstag meines Mannes."

Kleintaler bedankte sich und legte auf. Er hatte ein Datum und vielleicht einen Hinweis, auf dem sich aufbauen ließ. Vielleicht war ihm das Glück doch einmal hold. Er wählte erneut eine Münchner Telefonnummer:

„Altenheim Marienstift, Heike Müller."

„Guten Morgen, Kleintaler, Kommissar Kleintaler, Polizeistation Waldkirchen. Die liegt im Bayerischen Wald. Ich wollte eigentlich zu Herrn Andreas Alaschko, scheine mich aber verwählt zu haben."

„Nein, Herr Kommissar, Herr Alaschko wohnt bei uns und ich stelle Sie gerne durch, er müsste auf seinem Zimmer sein."

Es knackte ein paar Mal in der Leitung, dann meldete sich eine dunkle Männerstimme: „Alaschko!"

„Polizeistation Waldkirchen, Kommissar Kleintaler, entschuldigen Sie, wenn ich Sie störe, aber stimmt es, dass Sie 1995 als Hausmeister im „Klinikum Dritter Orden" angestellt waren?"

„Das ist richtig, ich habe 1993 dort angefangen, 1999 aufgehört und mich dann selbständig gemacht. Aber warum fragen Sie?"

„Wissen Sie, ich bearbeite hier in Waldkirchen ein paar mysteriöse Todesfälle und dabei bin ich auf das „Klinikum Dritter Orden" gestoßen, in dem der heutige Chefarzt unseres Krankenhauses 1995 als Assistenzarzt angefangen hat. Dr. Franz Stein, vielleicht sagt Ihnen der Name etwas. Es geht um einen Vorfall, der sich am Mittwoch, dem 18. Oktober 1995 ereignet hat. Eine sehr junge Frau hat ein zweijähriges Mädchen in die Notaufnahme gebracht, das kurz danach verstorben ist. An diesem Nachmittag gab es ein schweres Gewitter und der Strom blieb kurze Zeit weg. Vielleicht hilft das Ihrer Erinnerung."

„Momentan nicht, Herr Kommissar, aber wenn Sie mir ihre E-Mail-Adresse geben, schaue ich gerne nach und melde mich bei Ihnen. Wissen Sie, ich habe früher mal Tagebuch geführt, vielleicht findet sich noch etwas in meinen alten Notizen."

Kleintaler tat wie gebeten und verabschiedete sich von Andreas Alaschko. Allerdings machte er sich keine Hoffnung, von ihm jemals wieder etwas zu hören.

Waldkirchen, Montag, 9. Januar 2017

Als Kommissar Kleintaler an diesem Montagmorgen sein Büro so gegen acht Uhr betrat, saßen Monika Sauer und Carlo Salerno an ihren Schreibtischen und arbeiteten bereits. Mit einem fröhlichen „Guten Morgen" begrüßte er sie und erkundigte sich, wie sie denn so die Feiertage verbracht hätten. Monika Sauer war an Weihnachten von ihrer Mutter gut und ausreichend bekocht worden und dann über den Jahreswechsel mit Freunden zum Skifahren nach Mühlbach am Hochkönig aufgebrochen, wo vor allem bei bestem Winterwetter das Tourengehen im Vordergrund stand. Carlo Salerno hatte die ausgezeichnete fränkische Küche seiner Mutter genossen und den Jahreswechsel mit Freunden auf einer kleine Hütte in der Fränkischen Schweiz verbracht. „Übrigens, Frau Sauer, nochmals herzlichen Dank für Ihre Fleißarbeit. Ich habe mich mit der Personalliste beschäftigt, die Sie erstellt haben und bin auf einiges Interessantes gestoßen. Mal abwarten, vielleicht kommen wir in dem einen oder anderen Fall doch noch weiter."

Nach der ersten Tasse „Kaffee creme" fuhr er seinen Rechner hoch und warf einen Blick in sein Postfach. Es gab tatsächlich eine E-Mail von Andreas Alaschko:

„Sehr geehrter Herr Kommissar Kleintaler,

ich habe mich übers Wochenende sehr intensiv mit jenem Mittwoch, dem 18. Oktober 1995, beschäftigt und vor allem meine Tagebücher befragt. An diesem Mittwoch war es für einen Herbsttag sehr heiß gewesen und schon gegen Mittag zogen erste Gewitterwolken auf. Gegen Nachmittag brach ein regelrechtes Unwetter los. Blitz, Hagel, Donnerschlag, man konnte meinen, die Welt gehe unter, dann begann es fürchterlich zu regnen. Ich befand mich bis zu dem Stromausfall in meiner Hausmeisterwerkstatt direkt neben dem Haupteingang der Klinik, von wo ich den Parkplatz im Auge hatte. Mir fiel ein grasgrüner, alter VW Golf I auf, der rückwärts einparkte und dabei ein Halteverbotsschild verbog. Ich nahm meinen Regenschirm, klopfte an die Seitenscheibe und wollte den Fahrer zur Rede stellen. In dem Wagen saßen zwei junge Männer, einer auf dem Fahrersitz und einer auf der Rückbank. Ich schätzte ihr Alter zwischen zwanzig und fünfundzwanzig Jahren. Der Fahrer stieg kurz aus und betrachtete sich den minimalen Schaden. Dann drückte er mir einen 20 Mark-Schein in die Hand und bat mich, das Schild wieder gerade zu biegen, was ich später auch tat. Ich habe mir sicherheitshalber auch das Kennzeichen notiert, falls es noch Ärger geben sollte. Allerdings sind die Seiten in diesem Tagebuch so verklebt und beschädigt, dass nur noch die letzten drei Zahlen zu lesen sind: M – ?? * 139. Dann kam der Stromausfall, und ich musste an die Arbeit. Ich habe die junge Frau zwar nicht einsteigen sehen, aber ich bin mir auch heute noch sicher, dass sie zu den beiden jungen Männern gehörte. Übrigens der Name Dr. Franz Stein sagt mir nichts, ich kannte nur den Professor Holzinger, und den auch nur vom Sehen.

Ich hoffe, dass Ihnen meine Erinnerungen in Ihrem Fall weiterhelfen. Lassen Sie es mich bei Gelegenheit bitte wissen.

Mit freundlichen Grüßen

Andreas Alaschko"

„Frau Sauer, ich suche den Halter eines grasgrünen VW Golf I, der 1995 in München zugelassen war und der folgendes Kennzeichen hatte: M – ?? * 139. Das mögliche Geburtsjahr des Halters kann zwischen 1970 und 1975 liegen."

„Schauen wir mal, Herr Kleintaler, ob ich da noch etwas rausbekomme. Ich schätze mal, dass 1995 rund vierhunderttausend Fahrzeuge in München zugelassen waren. Ich sehe gerade, dass der Golf I 1974 auf den Markt kam und 1989 vom Nachfolgemodell abgelöst wurde. Das kann schwierig werden und vor allem kann das ein wenig dauern."

„Frau Sauer, lassen Sie sich ruhig Zeit, aber eine Frage noch: Haben wir eigentlich die Patientenakten von Johanna und Katharina Nebel, die bei dem ersten Stromausfall ums Leben kamen?"

„Nein, wir haben nur die Protokolle, die alles Technische betreffen, alles andere liegt im Krankenhaus und bei der Staatsanwaltschaft in Passau."

Kleintaler rief im Krankenhaus an und ließ sich mit Franz Stein verbinden. „Guten Morgen, sag mal, kannst du mir die Patientenakten von Johanna und Katharina Nebel schicken, die möchte ich mir nochmals ansehen? Mir geht es auch um deren Versicherung, den genauen Wohnort und alles, was sonst noch interessant sein könnte."

„Mach ich gerne, hast du in Kürze auf deinem Rechner. Ich muss jetzt zur Visite. Man sieht sich, Schos."

Nur wenige Minuten später konnte Kleintaler die angeforderten Unterlagen studieren. Johanna Nebel war 1978 in Nürnberg geboren, hatte Kunstgeschichte studiert und zum Zeitpunkt ihres Todes einen kleinen Lehrauftrag an der Friedrich-Alexander-Universität in Erlangen innegehabt. Alexander Nebel, der Ehemann war Jahrgang 1976, hatte IT-Security Development studiert und war mit dieser Aufgabe an der Universitätsklinik in Erlangen-Nürnberg angestellt. Die Tochter kam im Februar 2009 zur Welt. Die Nebels besaßen in Wendelstein ein modernes Eigenheim, erst vor drei Jahren gekauft. Auf den ersten Blick handelte es sich bei den Nebels um eine Bilderbuchfamilie. Die Nachfrage bei der SCHUFA ergab nichts. Es lag kein Eintrag vor. Das bedeutete, dass sie keine Schulden hatten, das Eigenheim bereits abbezahlt war. Das schien zunächst merkwürdig, jedoch ergab die Nachfrage bei einem Waldkirchner Steuerbüro, dass in dieser Branche Jahresgehälter von bis zu fünfhunderttausend Euro üblich sind. „Aufgepasst bei der Berufswahl", dachte sich der Kommissar. Kurz vor Mittag rief er seine Gattin an: „Marianne, was hältst du von einem Wochenendausflug nach Nürnberg. Mal wieder ein echt fränkisches Schäuferla essen, Rauchbier trinken und auch etwas für unseren kulturellen Horizont tun? Außerdem muss unser neues Auto endlich einmal auf die Autobahn."

„Das ist eine ganz gute Idee. Ich nehme mir am Freitag einen halben Tag Urlaub, dann können wir schon am Morgen losfahren und haben etwas von unserem Wochenende. Ich freue mich drauf. Vor allem, weil in Nürnberg garantiert kein Schnee liegt. Kümmerst du dich um das Hotel?"

Und Marianne sollte Recht behalten. In der Frankenmetropole herrschte noch am späten Nachmittag strahlender Sonnenschein, lag die Temperatur bei angenehmen zehn Grad Celsius, und vor einigen Kaffeehäusern und Lokalen fanden sich die ersten Mutigen zu einem Cappuccino im Freien ein. Kleintaler steuerte sein neues Auto durch das imposante Königstor in die Altstadt Nürnbergs und parkte es in der Tiefgarage des Hotels „Alter Kaiser". An der Rezeption flüsterte Marianne ihm ins Ohr: „Bist du sicher, dass wir hier richtig sind? Das ist ein Romantik-Hotel! Das ist doch sündhaft teuer!" „Wir sind schon richtig. Wenn wir nach langer Zeit einmal einen Kurzurlaub machen, dann will ich dir auch etwas bieten. Wenige Minuten später standen sie dann in ihrer Suite und staunten nicht schlecht. Über dem breiten Doppelbett spannte sich ein samtener Baldachin, das gesamte Mobiliar bestand aus teuren Antiquitäten, der alte Parkettboden war mit mehreren dicken Perserteppichen und -brücken ausgelegt, nur der Nassbereich wirkte modern und funktional. Die goldenen Armaturen erinnerten an die Badezimmer in alten viktorianischen Schlössern. Marianne öffnete einen antiken Hochschrank und stieß einen spitzen Schrei aus. Sie hielt die Liste mit den Übernachtungspreisen in der Hand. „Schos, da kostet eine Übernachtung vierhundertdreißig Euro! Das ist doch Wahnsinn!"

„Marianne, der gilt doch nur in der Hauptsaison, jetzt ist aber Nebensaison, und da bezahle ich viel weniger. Jetzt schau nicht aufs Geld, sondern genieße die Zeit hier in Nürnberg. Lass dich verwöhnen. Du hattest es bestimmt nicht leicht mit mir in den letzten Monaten."

„Stimmt, in den letzten Wochen warst du wirklich sehr verschlossen. Aber wenn ich mir dieses Hotel ansehe und dich nicht besser kennen würde, könnte ich fast auf die Idee kommen, du möchtest irgendetwas wieder gutmachen." Marianne lachte schelmisch, zog sein Gesicht am linken Ohr zu sich herunter und gab ihm einen dicken Kuss auf den Mund. Kleintaler vermutete, dass seine beiden Ohren gerade etwas röter wurden.

Wenige Minuten später brachen sie zu einem Altstadtbummel auf und machten vor der Lorenzkirche Halt. „Nürnberg war früher einmal eine Reichsstadt, das heißt, dass sie außer dem Kaiser keinen anderen Stadtherren hatte und ihm direkt unterstellt war. Die Kirche St. Lorenz ist eine der ältesten Kirchen Nürnbergs. In der Reformationszeit wurde sie evangelisch und ist es bis heute geblieben. Allein die Bauzeit betrug zweihundertsiebenundzwanzig Jahre!" Sie schlenderten weiter und standen nach wenigen Minuten vor einer großen Kirche auf dem Hauptmarkt.

„Marianne, die Geschichte dieser Stadtpfarrkirche, heute einfach Frauenkirche genannt, ist wirklich sehr interessant. Da, wo wir jetzt stehen, war im Mittelalter das jüdische Ghetto. Die Nürnberger wollten hier aber einen großen Marktplatz anlegen. Deshalb ließen sie sich vom Kaiser die Genehmigung erteilen, die Juden zu vertreiben. Die sollten allerdings ihr Hab und Gut hierlassen, was sie aber nicht taten. 1349 wurden dann rund fünfhundert von ihnen vom Volksmob gefangengenommen und auf einem riesigen Scheiterhaufen verbrannt. Um den Platz zu weihen, wurde dann hier die Frauenkirche errichtet."

„Liebling, du überraschst mich immer wieder! Du hast dich wirklich auf diesen Kurzurlaub vorbereitet. Du kennst dich in der Nürnberger Geschichte fast genauso gut aus wie unser Freund Zoelle in Bamberg. Ich glaube, du hast dir jetzt ein Rauchbier an der Burg verdient. Nach einem kurzen Anstieg saßen sie dann in der urigen Rauchbierkneipe und ließen sich nicht nur das dunkelbraune, kräftige Bier schmecken, sondern auch die kleinen Nürnberger Bratwürste mit Sauerkraut und Kartoffelpüree.

Nach einer romantischen Nacht in ihrem Hotel fragte Marianne ihren Mann beim Frühstück: „Und was hat mein Fremdenführer denn heute mit mir vor?" Kleintaler, der schon beim Frühstückskuchen angelangt war, antwortete mit vollem Mund: „Ich zeige dir die Kaiserstraße, dann steht dein Programm vor dir!" Als die junge

Kellnerin Marianne Kaffee nachschenken wollte, fragte sie diese leise: „Was ist denn die Kaiserstraße hier in Nürnberg?" Das ist unsere Luxus-Einkaufsmeile mit zahlreichen Markenboutiquen, Fachgeschäften und hypermodernen Bars."

Als die beiden eine Stunde später die Kaiserstraße betraten, blieb Marianne vor Staunen der Mund offen stehen. Sie ließ in den nächsten Stunden kein Geschäft aus, mit der Begründung: „Es ist halt noch Winter und in den Läden ist es einfach wärmer als hier auf der Straße." Erst am späten Nachmittag kehrten sie mit vielen Einkaufstüten bepackt in ihr Hotel zurück. Nach einer weiteren romantischen Nacht wandte sich Kleintaler am Frühstückstisch an seine Frau: „Marianne, ich möchte heute mal nach Wendelstein rausfahren und mir etwas ansehen. Geht das in Ordnung? Wir können dort noch zu Mittag essen und einen kleinen Spaziergang am alten Ludwig-Kanal machen. Gegen Abend fahren wir zurück nach Waldkirchen."

„Was möchtest du dir denn in Wendelstein ansehen? Moment – du möchtest auf dem Friedhof das Grab von Johanna und Katharina Nebel besuchen, stimmt`s?"

„Ja, genau das habe ich vor. Vielleicht inspiriert mich der Ort und ich bekomme ein paar Ideen, was es mit diesen mysteriösen Vorgängen im Waldkirchner Krankenhaus auf sich hatte."

Eine halbe Stunde nachdem der Kommissar die Hotelrechnung bezahlt hatte, parkte er seinen Wagen an dem kleinen Friedhof in Wendelstein. Neben der Aussegnungshalle sahen sich die beiden suchend um und entdeckten tatsächlich einen jungen Mann in einem schwarzen Wintermantel, der gerade die Hintertür der Aussegnungshalle abschließen wollte.

„Grüß Gott", wandte sich der Kommissar an den jungen Mann, bei dem es sich offenbar um einen Priester handelte, „wir suchen das Grab von Johanna und Katharina Nebel, wissen Sie, wo wir es finden?"

„Gott zum Gruß", antwortete der junge Mann in gebrochenem Deutsch, „ich bin Pater Karel Jarozynsky, ich habe Mutter und Tochter beerdigt und ein Jahr später den Mann, Alexander Nebel." Er führte Sie in die dritte Reihe des kleinen Friedhofs. Vor dem Grab mit einem weißen Marmorstein blieben sie stehen. „Johanna Nebel 1978 – 2014, Katharina Nebel 2009 – 2014", las Marianne leise vor und Kleintaler ergänzte, was auf einem weißen Emailschild zu lesen war: „Alexander Nebel 1976 – 2015".

„Alexander Nebel ist auch tot? Das wusste ich gar nicht? Können Sie mir sagen, woran er so jung gestorben ist?"

„Es hieß, an einem Herzinfarkt. Die Leute hier meinen aber, dass er aus Kummer gestorben ist. Ich sehe das übrigens auch so. Wissen Sie, Alexander Nebel war jung, er hat sehr gut verdient. Dazu kamen noch die Unfallversicherung seiner Frau und die Schadensersatzzahlungen des Krankenhauses. Dann hat er auch noch das Haus verkauft. Da kam sehr viel Geld zusammen. Jeder andere hätte sich ein schönes Leben gemacht, aber nicht er. Er wurde immer dünner, immer düsterer, war in sich gekehrt, verbittert. Er alterte, bekam graue Haare. Oft stand er an diesem Grab und weinte. Glauben Sie mir, ich habe selten einen so verzweifelten Menschen gesehen. Ich glaube, dass er psychisch und physisch krank geworden ist."

„Haben Sie ihn beerdigt?"

„Seine Asche, nicht seinen Körper. Die Urne wurde ihren Eltern zugestellt, die haben mich dann angerufen, und ich habe alles Übrige veranlasst."

„Eine letzte Frage, Herr Pfarrer, dann entlasse ich Sie zu ihrem Mittagessen: Wissen Sie wann und wo Herr Nebel gestorben ist?"

„Nein, ich weiß nur, dass die Urne – eine Standardurne – aus dem Nürnberger Krematorium kam. Ich glaube, das war Ende Mai 2015."

„Vielen Dank Herr Pfarrer, Sie haben mir sehr geholfen. Wissen Sie, ich bin Kriminalkommissar aus Waldkirchen, der Stadt, in der Johanna und Katharina Nebel gestorben sind. Ich versuche noch immer aufzuklären, was hinter dem merkwürdigen Stromausfall tatsächlich steckte, aber sehr weit gekommen bin ich noch nicht."

Sie verabschiedeten sich von Pater Jarozynsky und fuhren an den alten Ludwigskanal. Es wurde allerdings nur ein sehr kurzer Spaziergang, denn Marianne und Georg hingen ihren Gedanken nach. Der Friedhofsbesuch hatte beide zu sehr mitgenommen. Nach einer kleinen fränkischen Brotzeit fuhren sie dann zurück in den Bayerischen Wald.

Waldkirchen, Donnerstag, 26. Januar 2017

Diesen 26. Januar werde ich aus vielerlei Gründen so schnell nicht vergessen. Ich hatte an diesem Morgen Tommy zu einem Schnuppertag in die Kinderkrippe nach Waldkirchen gebracht und war überrascht, dass er anstandslos mit der Betreuerin mitgegangen war. Vermutlich hatte sie ihn an unsere liebe Nachbarin erinnert. Ich nutzte die Zeit und besuchte meine ehemalige und bald neue, alte Dienststelle. Georg Kleintaler saß an seinem Schreibtisch und telefonierte. Sein Gesichtsausdruck ließ erahnen, dass er nahe an einem Wutausbruch war. Endlich knallte er den Hörer in die Ladestation und verschaffte sich Luft. „Diese Armleuchter bei der Staatsanwaltschaft, stellen die doch tatsächlich die Ermittlungen in allen unseren Fällen ein. Nur der Mord an Irmi Fleischmann wird weiterbehandelt – dilatorisch selbstverständlich. Es ist zum Kotzen. Grüß dich Tina, was machst du denn hier? Hast du wenigstens ein paar bessere Neuigkeiten?"

„Tommy ist heute zum Schnuppern in der Kinderkrippe!"

„Das ist ja super! Wann fängst du wieder an?"

„Lass mich doch erst einmal ausreden, Schos. Ich habe meine Familienplanung mit Felix besprochen. Er ist jetzt auch der Ansicht, dass Tommy Einzelkind bleiben soll. Als Junge kann er ja später mal den Betrieb übernehmen, meint er. Und außerdem, natürlich nur wenn Tommy mitspielt, plane ich, zum 1. Juli hier wieder mitzuarbeiten! Also freut euch schon mal!"

„Geil", kam es aus der Ecke von Carlo Salerno und „Super" aus der von Monika Sauer.

„Freut euch mal nicht zu früh, ihr beiden, wer weiß, ob ihr im Sommer noch hier seid", lachte Kleintaler.

„Habe ich das richtig mitbekommen, Schos, die Untersuchung der Todesfälle wird eingestellt, nur im Fall von Irmi wird weiterermittelt?"

„Richtig, Tina, ich werde zwar noch einmal mit unserem Polizeichef sprechen, aber gegen die Staatsanwaltschaft kommt auch er nicht an, vor allem bei der dünnen Faktenlage. Aber ich habe dir das Neueste noch gar nicht erzählt: Auch Alexander Nebel, der Ehemann und Vater der beiden 2014 Verstorbenen ist tot. Er starb im November 2015 in Nürnberg an einem Herzinfarkt."

„Damit ist meine Theorie im Eimer. Ich hatte dich ja mehrmals gebeten, auch ihn zu durchleuchten, aber wenn der schon 2015 verstorben ist. Aus die Maus!"

„In Nürnberg 2015", meldete sich nur Carlo Salerno zu Wort, „Chef, ich habe eine sehr nette Kollegin im Polizeipräsidium Mittelfranken sitzen. Soll ich da mal meine Kontakte spielen lassen? Vielleicht verbunden mit einer Dienstreise? Sie wissen ja, einen Franken zieht es immer wieder ins Frankenland!"

„Carlo, fangen Sie erst einmal mit den Kontakten an, und je nach Ergebnis sehen wir dann weiter!"

„Herr Kleintaler, ich bekomme gerade eine riesige E-Mail von der KFZ-Zulassung in München. Oh, Mist, das ist mehr als du erwartest! 953 Fahrzeuge, und die Liste ist nicht nach dem Alter der Fahrzeughalter sortiert. Aber das macht nichts, das bekomme ich schon hin, dauert halt ein paar Minuten. Ich schicke Ihnen das Ergebnis dann auf Ihren Rechner, okay?"

„Danke, Frau Sauer, ich werde es mir ansehen. Übrigens, kann jemand in diesem Raum etwas mit „Copernikus-Landsat 8" und „Securence-Wärmebildkameras" anfangen?"

„Wie kommst du jetzt da drauf?", fragte Tina, „suchst du jetzt schon Weihnachtsgeschenke aus?"

„Nein, ich habe Prospekte davon bei jemand liegen sehen, bei dem ich nie vermutet hätte, dass er sich dafür interessiert."

„Chef, soviel ich weiß liefert Landsat, also der Satellit, Aufnahmen im sichtbaren und im infraroten Spektrum und beobachtet Landoberflächen und deren Veränderungen. Und die Wärmebildkameras können anhand der Farbgebung Bereiche darstellen, in denen unterschiedliche Temperaturen herrschen. Wenn es jetzt draußen minus drei Grad Celsius hat und in den Kanalisationsrohren Waldkirchens eine höhere Temperatur herrscht, kann man mit diesen Kameras sehen, wo diese Rohre verlaufen. Mitunter bedienen sich Schatzsucher solcher Kameras."

„Danke Carlo, was Sie alles wissen. Wenn Ihre Kontakte nach Nürnberg genauso gut sind, kann es mit der Dienstreise noch was werden."

Schos, ich muss los, Tommy wartet sicher schon sehnsüchtig auf mich. Ich wünsche euch einen schönen Tag und vor allem viel Erfolg bei eurer Arbeit."

Wie sich später herausstellen sollte, war dieser 26. Januar 2017, der Tag, der den Wendepunkt in den mysteriösen Fällen in Waldkirchen einleitete.

Monika Sauer hatte Überstunden gemacht, viele Überstunden. Nun saß sie am großen Tisch in Georg Kleintalers Küche und ließ sich von Marianne „Spaghetti alla puttanesca" servieren. „Das heißt „Spaghetti nach Hurenart", hatte sie der Kommissar belehrt, „kommt aus Süditalien und schmeckt einfach köstlich."

„Frau Sauer, erst einmal vielen Dank für Ihre tolle Arbeit. Wollen Sie nicht doch ein Glas Rotwein zu den Spaghetti? 953 Fahrzeughalter zu überprüfen, alle Achtung." Kleintaler goss Marianne und sich noch einmal einen kleinen Schluck italienischen Chianti-Wein in die Gläser und nahm sich noch zwei große Schöpfer Soße über die Nudeln. „Wissen Sie, das ist zwar kein klassisches Lichtmessessen, aber ich könnte diese Soße täglich haben. Gibt es bei Ihnen in der Oberpfalz auch klassisches Lichtmessbrauchtum?"

„Danke Herr Kleintaler, ich bleibe bei Mineralwasser. Die Spaghetti schmecken übrigens köstlich, Frau Kleintaler, Sie müssen mir unbedingt das Rezept mitgeben. Apropos Brauchtum: Ja freilich gibt es das bei uns auch. Der 2. Februar war lange Jahre ein Feiertag, und in jedem Wirtshaus gab es am Lichtmesstag einen üppigen Schweinebraten mit Knödeln. Und die Kinder bekamen nach dem Kirchgang kleine, geweihte Bienenwachsstöcke geschenkt, die sogenannten Gewitterkerzen. Sie sollten die Unwetter vom eigenen Haus abhalten."

„Das finde ich jetzt richtig klasse, Frau Sauer", wandte sich Marianne Kleintaler an die junge Polizistin, „eigentlich ist in unserer Familie mein Mann der angebliche Spezialist für Brauchtumspflege, aber ich glaube, in Ihnen hat er seinen Meister oder besser seine Meisterin gefunden."

„Frau Kleintaler, ich habe mich schon gefragt, warum mich Ihr Mann am Lichtmesstag zum Essen eingeladen hat. An diesem Tag wurden bei uns früher die Dienstboten in das neue Arbeitsjahr übernommen. Und da habe ich mir gedacht, vielleicht meint ihr Mann das symbolisch und ich darf noch ein Jahr in Waldkirchen bleiben. Freuen würde es mich schon."

„Liebe Frau Sauer, so gut wie Sie hier arbeiten und auch so kollegial wie Sie sind, würde ich Sie in Waldkirchen sofort auf Lebenszeit anstellen, aber leider entscheidet darüber der Polizeipräsident. Doch kommen wir auf den Ausgangspunkt unseres Gespräches zurück: Wie viele in Frage kommende Personen sind denn am Ende übriggeblieben?"

„Bei den Jahrgängen 1970 bis 1975 sind es gar nicht mal so viele, nur siebenunddreißig. Das hat mehrere Gründe: Der Golf I kam 1974 auf den Markt, da wurden unsere gesuchten Fahrzeughalter gerade erst geboren oder waren vier Jahre alt. Viele Käufer, die mit dem Golf zufrieden waren und das Geld hatten, sind 1989 auf das Nachfolgemodell umgestiegen. Die Erstkäufer blieben dem Modell treu und fuhren es bis der Schrottplatz winkte. Deshalb war der Golf 1 1995 eine billige alte Karre, also eher etwas für Studenten. So erkläre ich mir diese relativ geringe Zahl. Ich habe alle Golfhalter durch unser Suchprogramm gejagt und tatsächlich sind vier von ihnen vorbestraft. Einer sitzt lebenslänglich ein. Ich habe die Namen hier aufgelistet. Sie finden sie auch auf Ihrem Rechner. Aber was machen wir jetzt?"

„Gute Frage", antwortete Kleintaler mit vollen Backen, „ich denke, wir werden alle sechsunddreißig überprüfen müssen. Am besten fangen wir mit den Vorbestraften an, da müssen ja Bilder vorliegen. Ich rede heute Nachmittag mit dem Polizeipräsidenten und bitte um Amtshilfe. Oder wollen Sie ein Vierteljahr in München Klinkenputzen gehen?"

„Amtshilfe brauchen wir auf jeden Fall. Wer uns aber sicher auch helfen könnte, das ist der Herr Alaschko. Ich habe auf meinem Rechner ein Bildbearbeitungsprogramm. Wenn wir Bilder von unseren

Fahrzeughaltern bekommen – egal ob aktuell oder alt – kann das Programm mit Hilfe weniger Zusatzinformationen ein Bild erstellen, wie der Betreffende vor über vierzig Jahren ausgesehen haben muss. Ich zeige Ihnen das mal heute Nachmittag. Nehmen Sie sicherheitshalber ein Bild von sich mit, das Sie im Alter von achtzehn Jahren zeigt. Die verjüngten Bilder unserer Fahrzeughalter schicken wir dann Herrn Alaschko, vielleicht klingelt etwas bei ihm."

„Das ist ein sehr guter Vorschlag. So, aber jetzt müssen Sie nochmal kräftig bei den Spaghetti zugreifen."

Eine Stunde später hatte der Kommissar mit dem Polizeipräsidenten gesprochen und ihm die Liste der Fahrzeughalter gemailt. Monika Sauer hatte ein aktuelles Bild des Kommissars in ihr Programm eingegeben und bearbeitet. Das Ergebnis war überwältigend. Kleintaler verglich es mit seinem Führerscheinbild als Achtzehnjähriger und schüttelte fassungslos den Kopf. „Das ist ja eine fast hundertprozentige Übereinstimmung! Einfach Wahnsinn! Machen Sie weiter so, Frau Sauer! Ich glaube, dass es an der Zeit ist, dass wir auch einmal Glück haben." Kleintaler rief noch einmal im Marienstift in München an und ließ sich mit dem ehemaligen Hausmeister verbinden. Er teilte ihm mit, dass er in den nächsten Tagen einige Bilder auf seinem Rechner erhalten würde. Es ginge darum, ob er vielleicht jemanden davon wiedererkennen würde. Der Kommissar hatte nach dem Gespräch den Eindruck, dass Andreas Alaschko Spaß an der ihm gestellten Aufgabe hatte.

Kurz vor Dienstschluss klingelte das Telefon auf Kommissar Kleintalers Schreibtisch. Marianne rief an. „Mein Liebling, was gibt es denn so Dringendes, das nicht warten kann, bis ich zuhause bin? Willst du nun doch noch auf die „Weiberroas" gehen?"

„Gott bewahre, Schos, ich freue mich auf einen gemütlichen Abend mit dir auf dem Sofa, vor dem Fernseher. Heute Abend wird ja noch einmal die „Fränkische Fastnacht aus Veitshöchheim" wiederholt, und die sollten wir uns nicht entgehen lassen. Aber warum ich anrufe hat folgenden Grund. Ich habe vorhin im „Markt-Café" für uns noch zwei Stück Prinzregenten-Torte geholt und die Zeit genutzt, um ein Tässchen Kaffee zu trinken und mich etwas aufzuwärmen. Ich setze mich also an einen kleinen Tisch beim Eingang und wen sehe ich ganz hinten im Eck? Das errätst du nie – den alten Pfarrer Flachauer und den Michael Roding. Und wie sie die Köpfe zusammengesteckt haben. Jede Menge Pläne lagen auf ihrem Tisch und auf der Sitzbank. Kannst du mir sagen, was die beiden zu bereden hatten?"

„Ich hoffe, dass du mir das sagen kannst. Hast du denn überhaupt nichts aufschnappen können? Nicht einen Satz? Und warum spricht der Michael mit dem Flachauer und nicht mit unserem neuen Pfarrer, dieser Elvis-Presley-Karikatur?"

„Das kann ich dir sagen: Unser neuer Pfarrer wurde nach Passau zitiert, zum Bischof und dann vorübergehend beurlaubt. Der Grund: individuelle Buchungsgepflogenheiten. Der Volksmund nennt es „Unterschlagung". Pfarrer Flachauer musste übernehmen und ist jetzt wieder für die Pfarrei verantwortlich. Aber eines war noch merkwürdig, Schos, es lagen jede Menge Luftbildaufnahmen auf dem Tisch und auch so merkwürdig grell-bunte. Und dann ging es auch noch um Kirchenrenovierung und um das Kirchendach. So, und jetzt lege ich auf und kümmere mich um unser Abendessen. Bussi!"

Nach dem Gespräch dachte der Kommissar lange nach. Er war sich sicher, dass es sich bei den Aufnahmen auch um Wärmebilder gehandelt hatte. Aber welchen Nutzen hatten diese Bilder? Was gab es in und um den „Bayerwalddom", was man mit einer Wärmebildkamera entdecken konnte, außer dass das Kirchendach undicht war? Kleintaler war in Gedanken versunken, als Carlo Salerno auf ihn zutrat.

„Chef, hätten Sie mal ein paar Minuten für mich?"

„Aber sicher doch, Carlo, um was geht es denn?"

„Ich habe doch da meine Bekannte im Polizeipräsidium Mittelfranken, und die habe ich auf den Tod von Alexander Nebel angesetzt. Sie hat mir jetzt mal alles gemailt, was sie so herausgefunden hat. Zusammenbauen müssen wir die Puzzleteile aber selbst, hat sie gesagt. Der Alexander Nebel war im IT Security Developement beschäftigt und zwar in Nürnberg beim Universitätsklinikum Campus Süd. Dort war er für die Weiterentwicklung der Kliniken-Software verantwortlich, hat die laufend verbessert und den Veränderungen angepasst. Er hat sich um die Sicherheit aller IT-Bereiche der beiden Universitätskliniken gekümmert, also Campus Süd und Campus Nord. Da arbeitest du locker sechzig oder siebzig Stunden die Woche und mehr, du verdienst aber ein Schweinegeld. Gestorben ist er am Donnerstag, dem 26.Mai 2015, das war an Christi-Himmelfahrt. Das ist auch im protestantischen Nürnberg ein gesetzlicher Feiertag. An einem solchen Tag geht es in einer Klinik immer etwas ruhiger zu. Die jungen Pflegekräfte nehmen sich zwei Brückentage und fahren noch einmal in Urlaub. Gestorben sind in der gleichen Nacht übrigens noch drei weitere männliche Personen. Das ist bei so großen Krankenhäusern normal, hat mir meine Bekannte gesagt. Ich habe die Namen da: ein Engelbert Burkhard, ein Markus Vogel und ein Werner Hasenkopf."

„Wie alt waren denn die Verstorbenen?" Kleintaler wunderte sich selbst über seine Frage.

„Der Burkhard war 78 Jahre alt, der Vogel 41 Jahre, der Hasenkopf 81 Jahre alt, na und der Nebel war 39 Jahre alt. Und eingeliefert hat sich der Alexander Nebel selbst. Er war am Nachmittag in der Notaufnahme, vermutlich um die neue Software auf den Rechnern zu überprüfen. Plötzlich hat er über starke Schmerzen in der Brust geklagt, ist auf die Intensivstation gebracht worden, ins Koma gefallen und nicht mehr aufgewacht. Die Totenscheine sind, laut meiner Bekannten, hieb- und stichfest. Alexander Nebel und Markus Vogel wurden zwei Tage später kremiert, die beiden Älteren von einem Bestattungsinstitut abgeholt und an ihren Heimatorten erdbestattet. Das wäre eigentlich alles."

„Das war sehr gute Arbeit, Carlo. Bitte bedanken Sie sich in meinem Namen bei Ihrer Bekannten im Polizeipräsidium. Allerdings hätte ich noch zwei Fragen: Woher kam dieser Markus Vogel, und gibt es Pflegekräfte auf der Palliativstation, die sich heute noch an die vier Verstorbenen erinnern könnten?"

„Chef, ich frage gleich mal nach, aber die Antwort kann dauern."

„Kein Problem, ich habe sowieso noch einen Spezialauftrag für Sie – bei größter Geheimhaltung." Dann instruierte der Kommissar seinen jungen Kollegen.

Kleintaler verließ pünktlich die Dienststelle und steuerte seinen neuen Wagen zum nahe gelegenen Supermarkt, um noch ein paar angemessene Getränke für die „Fränkische Fastnacht" einzukaufen. Er studierte gerade im Weinregal die Herkunftsorte fränkischer Silvaner – es gibt ja auch noch etwas anderes als Hefeweißbier – als eine dunkle Stimme ihn grüßte. „Hallo, Schos, brauchst du noch Stoff für den „Unsinnigen Donnerstag?" Katharina Heroldsbacher stand hinter ihm, eingehüllt in einen beigen Wollmantel. Die schwarzen Haare hatte sie unter einer kecken Pudelmütze versteckt, um den Hals eine dicke Schalrolle und die blauen Jeans mündeten in schwarze Lederstiefel. Sie blickte ihn mit ihren großen, schwarzen Augen ein wenig wehmutsvoll an.

„Hallo, Katharina, gut schaust du aus. Wie geht es dir?"

„Geht so, du weißt ja, wie immer viel Arbeit. Ich stecke gerade in den Planungsarbeiten für den Erweiterungsbau, die Verträge für das zukünftige Personal müssen ausgeschrieben werden, und, und, und. Aber ich will nicht jammern. Hast du noch Zeit auf eine Tasse Kaffee? Vielleicht da vorne in dem kleinen Bistro?"

Wenige Minuten später hatten sie ihre Einkäufe bezahlt und saßen sich an einem kleinen Tisch gegenüber. Der Kommissar konnte den Blick nicht von dem anmutigen Gesicht der Geschäftsführerin wenden. Er hätte jetzt sein Leben dafür gegeben, sie in den Arm nehmen zu dürfen, diese vollen roten Lippen zu küssen, die Wärme ihres anschmiegsamen Körpers spüren zu dürfen. „Du bist wunderschön, Katharina, und du ahnst nicht, was ich momentan fühle. Am liebsten würde ich dich mir über die Schulter legen, dich hinaustragen, mit dir in ein Hotel einchecken und die nächsten Tage mit dir dort verbringen wollen."

„Schos, in diesem Fall wäre ich auf die Schlagzeile in der morgigen Ausgabe unserer Heimatzeitung gespannt", lachte Katharina. „Aber du hast Recht, du fehlst mir, ja, du fehlst mir sogar sehr. Ich hätte nie gedacht, dass mir unser erstes Mal so zusetzen würde, aber ich habe auch noch nie einen Mann, so wie du einer bist, kennengelernt. Ruhig, besonnen, zuverlässig, ehrlich. Ich wäre sogar bereit, deinen Verheirateten-Status zu akzeptieren."

„Mir ist auch noch nie eine Frau wie du über den Weg gelaufen. Schön und selbstbewusst, intelligent und erotisch, einfühlsam und zielstrebig. Ich weiß, dass ich Marianne nicht verlassen kann und ich weiß auch, dass ich von dir nicht lassen kann. Ich weiß nicht was ich überhaupt will und kann."

„Schos, diese Zerrissenheit, in der wir uns beide befinden, wird dich zerstören. Das will ich nicht. Aber ich möchte noch einen Tag, ein

Wochenende, von dem ich vielleicht ein wenig zehren kann, denn ich weiß, einen Mann wie dich werde ich in meinem Leben nie mehr finden. Lass uns nach einer Gelegenheit suchen, in Liebe voneinander Abschied zu nehmen. Du kehrst zu deiner Marianne zurück und ich verlasse dich und Freyung, wenn das Waldkirchner Krankenhaus abgewickelt ist."

„Ich glaube, dass wir es genauso machen sollten und ich weiß auch schon wann."

Kurz danach hatten beide ihren Kaffee ausgetrunken und Kleintaler brachte Katharina zu ihrem Wagen. Der Jahreszeit gemäß war es draußen bereits stockfinster. Kein Mensch war auf dem Parkplatz zu sehen. Kleintaler nahm sie in den Arm und küsste sie zärtlich. Sein Kuss wurde leidenschaftlich erwidert.

Die Faschingstage waren vorüber, die Fastenzeit hatte begonnen und termingerecht setzte Schneefall ein. Innerhalb weniger Stunden war die bis dato geringe Schneedecke um dreißig Zentimeter gewachsen. Die Schneepflugfahrer hatten alle Hände voll zu tun, um zumindest die Hauptverkehrswege frei zu räumen. Über das gesamte Stadtgebiet hatte sich eine friedvolle Stille gesenkt. Auch Georg Kleintaler genoss beim Mittagessen das Bild des Schneetreibens, wenn er kurz von seinem Teller aufblickte und in seinen Garten sah, in dem die Bäume einen dicken weißen Schneemantel trugen. Nachdem er mit einer Scheibe Weißbrot die letzten Soßenreste eines kräftigen Gulaschs aufgewischt hatte, lehnte er sich entspannt zurück, strich sich über seinen gut gefüllten Bauch und trank einen Schluck Weißbier. Nachdem auch Marianne zu Ende gegessen hatte, blickte der Kommissar erst in den Terminkalender in seinem Smartphone, dann in die Augen seiner Gattin. „Marianne, kannst du dir in der Woche vom 13. bis 15. März ein paar Tage frei nehmen? Ich könnte an einer Profiler-Fortbildung in Regensburg teilnehmen. Fallanalytik und das Erstellen von Profilen von gesuchten, unbekannten Straftätern hat mich schon immer interessiert, wird auch zunehmend wichtiger werden. Wir könnten uns dann ein paar schöne Tage in Regensburg machen, ins Theater gehen oder die urigen Lokale in der historischen Altstadt besuchen, denn spätestens ab 17 Uhr wäre die Fortbildung zu Ende und wir hätten Zeit für uns."

„Unmöglich, Schos, genau in dieser Woche geht es bei uns um die stufenweise Umzugsplanung einzelner Abteilungen, wie zum Beispiel der Notfallchirurgie, wenn die ersten Räumlichkeiten im erweiterten Freyunger Krankenhaus fertiggestellt sind. Der endgültige Abschluss der Umbaumaßnahmen soll ja erst Ende 2018 erfolgt sein, wenn man Frau Dr. Heroldsbacher glauben darf. Das ist die erste logistische Vorplanung, und da kann ich nicht fehlen. Aber fahr du auf jeden Fall, ich werde vermutlich sowieso nur am Abend zuhause sein."

Bei der Nennung von Katharinas Namen hätte sich der Kommissar beinahe an seinem Weißbier verschluckt. „In Ordnung, wenn du sowieso für mich wenig Zeit hast, dann melde ich mich für die Fortbildung an." In diesem Augenblick klingelte Kleintalers Smartphone. Er nahm das Gespräch an, nickte kurz und stand nach einem knappen „Ich bin schon unterwegs" auf. Er schlüpfte in die festen Winterstiefel, nahm seine Lederjacke vom Kleiderhaken, gab Marianne einen kleinen Kuss auf die Wange und verschwand mit einem erklärenden „Schlägerei an der Karlsbachmühle" aus der Wohnung.

Der Schneefall war noch einmal stärker geworden, deshalb kam Kleintaler – trotz seines neuen, allradgetriebenen Fahrzeugs – nur langsam voran. In der Mitte der Kreuzung Karlsbachmühle standen zwei ineinander verkeilte Pkw, zwei Streifenbeamte waren dabei, den Unfall aufzunehmen, eine Beamtin durchsuchte die Fahrzeuge. Beide Fahrzeugführer waren mit Kabelbindern gefesselt. Die Unfallstelle war gesichert und der Verkehr zwischen Waldkirchen und Freyung wegen des Schneefalls fast zum Erliegen gekommen. Kleintaler stellte seinen Wagen in der Bushaltespur ab und stieg aus. Der Bericht des leitenden Beamten ergab, dass kurz nach dem Zusammenstoß der Fahrzeuge die beiden jungen Männer mit Fäusten aufeinander losgegangen waren. Nur dank der Bewohner der Karlsbachmühle, einem kräftigen Landwirt und seinem Sohn, konnte die Schlägerei beendet, konnten die beiden Streithähne beruhigt werden. Die junge Beamtin kam nun dazu und präsentierte das, was sie jeweils in den Fahrzeugen gefunden hatte. In beiden Fällen handelte es sich um Rauschgift, einmal um eine größere Menge Ecstasy-Tabletten, im anderen Fall um ein Päckchen Marihuana. Kleintaler ließ die beiden Männer zum Verhör nach Waldkirchen bringen und informierte den Staatsanwalt am Amtsgericht in Freyung. In der Zwischenzeit waren auch zwei Abschleppdienste eingetroffen, die dafür sorgten, dass die Straße in wenigen Minuten wieder frei befahrbar war. Der Kommissar bedankte sich bei seinen uniformierten Kollegen und stieg in seinen Wagen. Er holte sein Smartphone aus der Jackentasche und wählte die Dienstnummer von Katharina Heroldsbacher. Sie nahm das Gespräch sofort an.

„Hallo, Katharina, kannst du sprechen oder soll ich später anrufen?"

„Hallo, schön dass du anrufst. Ich bin allein im Büro, was gibt es?"

„Ich habe an unser letztes Gespräch gedacht und wollte dich fragen, ob du dir nächsten Montag bis Mittwoch frei nehmen kannst? Ich habe mir Urlaub genommen, denn ich würde dich gerne zu einer Fortbildung nach Regensburg einladen, die gar keine ist."

„Oh, das kommt jetzt aber sehr überraschend. Kommender Montag – müsste gehen. Ich habe keine Termine in meinem Kalender stehen und noch Resturlaub. Ich bin dabei! Hast du schon ein Hotel ausgesucht oder soll ich mich drum kümmern?"

„Du weißt gar nicht, wie glücklich du mich machst. Das Hotel möchte ich gerne selbst aussuchen, aber um das Restprogramm könntest du dich kümmern."

„Ich bin mir sicher, Schos, das Restprogramm wird dich sehr zufrieden stellen."

„Das denke ich auch. Katharina, ich freue mich auf dich. So, und jetzt muss ich leider ins Büro. Bis bald!"

Nachdem er das Gespräch beendet hatte, blickte der Kommissar auf die Uhr. Die beiden Dealer würden noch etwas warten müssen. Er wendete seinen Wagen und fuhr in Richtung Reut. Am Ortseingang stellte er den Wagen ab und klopfte eine Minute später an das Küchenfenster des im neuen Glanz erstrahlten Austragshauses. Michael J. Roding öffnete sofort und hieß den Kommissar einzutreten.

„George, lass die Schuhe an und ziehe dir die grauen Filzgleiter über." Kleintaler tat wie geheißen.

„Ich war gerade in der Nähe, Michael, zwei beklopfte Dealer, die einen Unfall miteinander hatten, mussten festgenommen werden. Da ich schon mal da war, dachte ich, ich besuche dich, kurz bevor du völlig eingeschneit bist. Wir haben uns ja schon lange nicht mehr gesehen. Was machst du denn so?"

„Schnee schaufeln, old boy, damit ich überhaupt zur Tür reinkomme. Spaß beiseite, du weißt doch, dass ich ein „digger" bin und deshalb arbeite ich gerade an einem großen Projekt. Ich werde dir aber kein Wort darüber verraten. Zum Schluss geht das noch genauso in die Hose wie der Kauf eures Krankenhauses. Magst du etwas trinken? Coffee, Whiskey , Bier?"

„Kaffee mit Whiskey – geht das? Draußen ist es echt ungemütlich."

„Da halte ich mit. Das Gewünschte kommt gleich."

Während Michael die Kaffeemaschine betätigte und zwei Gläser mit dem bernsteinfarbenen Schnaps füllte, nahm Kleintaler in der gemütlichen Wohnküche Platz. „Übrigens, mit dem Scheitern des Krankenhausprojektes habe ich nichts zu tun. Da liegt die Schuld wohl eher an deinem neuen Freund, dem Landrat."

„War ja nur Spaß, George, das weiß ich doch, aber was machst du denn so? Was machen deine Fälle?"

Kleintaler berichtete, dass die Ermittlungen der Staatsanwaltschaft Passau bis auf den Mordfall Dr. Irmgard Fleischmann eingestellt worden waren, verriet aber nichts über den Stand seiner Untersuchungen, sondern hielt sich sehr bedeckt. Nachdem er seinen Kaffee und seinen Whiskey ausgetrunken hatte, machte er sich wieder auf den Weg in die Dienststelle, nicht ohne vorher Michael J. Roding zum Osterbraten eingeladen zu haben.

Als zwei Stunden später die Berichte über den Unfall und die Verstöße gegen das Betäubungsmittelgesetz unterschrieben waren, setzte der anwesende Staatsanwalt die Kaution für beide auf jeweils 1500 Euro fest. Da in beiden Fällen die Kaution gleich bezahlt werden konnte, blieben sie auf freiem Fuß, kamen jedoch um eine Anzeige nicht herum. Nachdem die beiden mutmaßlichen Dealer von Verwandten abgeholt worden waren und auch der Staatsanwalt in den Feierabend geflüchtet war, lehnte sich Kleintaler in seinem Bürosessel zurück und ließ den Tag Revue passieren. Er sah dem kommenden Montag mit sehr gemischten Gefühlen entgegen. Gerade als er seinen Rechner herunterfahren wollte, klingelte das Telefon auf Carlo Salernos Schreibtisch. Kleintaler hob ab und meldete sich.

„Guten Abend, hier spricht Hertha Dütsch, bin ich mit Herrn Salerno verbunden? Die Frau Kellner vom Polizeipräsidium Mittelfranken hat mich gebeten, mich bei Ihnen zu melden."

„Guten Abend, Frau Dütsch, hier spricht Kommissar Kleintaler, Polizei Waldkirchen, ich bin der Vorgesetzte von Herrn Salerno, Sie können gerne auch mit mir reden, der Herr Salerno ist dienstlich außer Haus. Worum geht es denn?"

„Wissen Sie, Herr Kleintaler, ich war Krankenschwester in der Universitätsklinik in Nürnberg und ich erinnere mich noch an den Tag, an dem der Herr Nebel gestorben ist, es war an Christi Himmelfahrt."

„Frau Dütsch, das ist ganz lieb von Ihnen, dass Sie sich melden, ich hätte nämlich ein paar Fragen an Sie. Wenn es Ihnen Recht ist, werde ich unser Gespräch aufnehmen. Haben Sie Herrn Alexander Nebel persönlich gekannt, er hat ja im Campus Süd gearbeitet?"

„Nein, persönlich nicht, ich bin ja damals schon in Rente gewesen und habe nur noch an Feiertagen oder bei großer Personalknappheit ausgeholfen, auf 450-Euro-Basis. So auch am Himmelfahrtstag."

„Woher wussten Sie dann, dass es sich um Alexander Nebel handelte?"

„Naja, Herr Kleintaler, er trug ein Namensschild an seinem Sakkorevers und nachdem er tot war, fand sich auch noch sein Führerschein in der Jackentasche, der graue Lappen."

„Frau Dütsch, schildern Sie mir bitte wie Herr Nebel auf die Intensivstation gekommen ist und beschreiben Sie mir bitte das Aussehen von Herrn Nebel."

„Es war an diesem Nachmittag sehr ruhig auf allen Stationen. Gegen 15 Uhr wurde Herr Nebel auf Intensiv eingeliefert. Er war auf dem Gang zur Notaufnahme zusammengebrochen. Es wurde Herzinfarkt vermutet. Der diensthabende Arzt war Dr. Bezauschka, ein erfahrener Arzt, aber für den Herrn Nebel kam jede Hilfe zu spät. Gegen 18 Uhr ist er gestorben."

„Entschuldigen Sie, Frau Dütsch, wenn ich Sie unterbreche, aber kannte Dr. Bezauschka Herrn Nebel?"

„Nein, da bin ich mir ganz sicher, weil Dr. Bezauschka erst vor einigen Wochen vom Kreiskrankenhaus Burgebrach an das Klinikum nach Nürnberg gewechselt war. Sie wollten doch noch eine Beschreibung von Herrn Nebel. Er war groß, über einen Meter neunzig, schlank, fast dünn und hatte schütteres brünettes Haar und bereits eine ausgeprägte Stirnglatze."

„Vielen Dank, Frau Dütsch, Sie haben uns sehr geholfen. Bitte geben Sie mir noch ihre Personalien durch und dann habe ich noch eine letzte Frage: Gab es an diesem Himmelfahrtstag noch irgendein besonders Vorkommnis, an das Sie sich erinnern können?"

„Ich weiß nicht, ob es wichtig ist, aber kurz nachdem Herr Nebel auf Intensiv lag, traf ich auf dem Gang eine junge Kollegin, die mich fragte, ob ein Hahn bei mir eingeliefert worden sei? Ich dachte zuerst, sie mache mit mir einen Scherz, und ich antwortete: Nein, weder Hahn noch Hühner. Sie vermisste aber einen Patienten, einen Hans-

Otto Hahn. Das habe ich mir gemerkt, weil es so lustig war."

Der Kommissar verabschiedete sich von Frau Dütsch. An diesem Abend trank er ein Weißbier mehr als üblich.

Der starke Schneefall der vergangenen Tage hatte aufgehört, nur noch wenige dünne Flocken fielen an diesem Montagmorgen vom Himmel, als Georg Kleintaler die Eingangstür seines Hauses abschloss. Marianne hatte ihn mit einem dicken Kuss verabschiedet, ihm viel Spaß bei der Fortbildung gewünscht und war dann zu Fuß ins Waldkirchner Krankenhaus gegangen. Bevor er in seinen Wagen stieg, warf er noch einen letzten, beinahe wehmütigen Blick auf sein verschneites Anwesen, so, als wäre es möglicherweise das letzte Mal, dass er diese Türe abschloss, das letzte Mal, dass er aus seinem Haus trat. Er startete seinen Wagen und fuhr auf den Autobahnzubringer in Richtung Aicha vorm Wald. Da die Verkehrssituation es nicht erlaubte, den vor ihm dahinzuckelnden Kleinwagen zu überholen, hatte er Zeit zum Nachdenken.

„Ich bin gerade auf dem Weg zu einem dreitägigen Urlaub mit meiner Geliebten, bin gerade auf dem Weg, Marianne nach fünfundzwanzig Ehejahren zu betrügen, ich bin gerade auf dem Weg, mein gesamtes Glück, unsere gemeinsame Zukunft aufs Spiel zu setzen. Und warum das alles? Weil von dieser neuen Frau eine immense Kraft ausgeht, weil sie etwas ausstrahlt, dem du nicht widerstehen kannst. Ist es ihre Schönheit, ihre Erotik?"

Der Kleinwagen war abgebogen und für einen kurzen Augenblick war Kleintaler bereit, ebenfalls zu wenden und nach Waldkirchen zurückzukehren, aber schließlich hielt er doch auf dem vereinbarten Pendlerparkplatz. Katharina Heroldsbacher hatte ihren Mini in der hintersten, durch Büsche kaum einsehbaren Ecke des Parkplatzes abgestellt, stieg nun aus, verfrachtete ihren kleinen Trolly sowie ihren Wintermantel auf die Rückbank von Kleintalers Wagen. Sie begrüßte ihn mit einem zärtlichen Kuss, und nun wusste der Kommissar, warum er hier war. Er lenkte den Wagen auf die Autobahn.

„Und, Schos, wie fühlst du dich? Ich könnte mir vorstellen, dass die Fahrt bis hierher für dich nicht ganz einfach gewesen ist." Katharina sah ihn ernst von der Seite an.

„Du hast ganz Recht, ganz so einfach war es heute Morgen nicht. Irgendwie fühlte ich mich wie ein Skirennfahrer auf der Kitzbühler Streif bei dichtem Nebel, also wie im Blindflug, wartend auf den Aufprall."

„Wenn du möchtest, können wir umkehren. Du weißt, dass ich deine Ehe nicht zerstören will."

„Nein, ich möchte diese drei Tage mit dir genießen. Ansonsten hätte ich, glaube ich, mein Leben lang das Gefühl etwas Wunderbares versäumt zu haben."

„Themenwechsel, ich bin schon gespannt, welches Hotel du ausgesucht hast."

„Ich bin mir sicher, du wirst überrascht sein. Aber, ein letztes Mal muss ich doch noch den Kommissar auspacken, dann wird er dich nicht mehr belästigen."

„Oh, das hoffe ich doch nun wirklich nicht", lachte Katharina, „also heraus damit, was willst du wissen?"

„Warum hast du den Job als Geschäftsführerin der „Kliniken GmbH" in Freyung angenommen?"

„Ich glaube, ich muss ein wenig weiter ausholen. Geboren bin ich in München, war Einzelkind, konnte aufs Gymnasium gehen und studieren. Wirtschaftswissenschaften waren damals der Renner. Die Jugend hatte die Wirtschaft entdeckt – oder umgekehrt. Ich ahnte, dass dieses Studium viel Geld wert sein könnte. Nach dem klassischen Staatsexamen – Bachelor und Master gab es noch nicht – fing ich bei der Deutschen Bank an, als Controllerin – das war damals die erste Adresse. Weißt du, Schos, wenn du in dieser Branche einmal Blut geleckt hast, dann geht es nicht mehr ums Geld, dann willst du zeigen, was du kannst. Das Großklinikum Erlangen-Nürnberg neu aufzustellen, das war eine Herausforderung, aber da war ich durch, das lief von alleine. Und dann kam eines Tages dieser Anruf aus dem Freyunger Rathaus – und frage nicht, woher die meine private Telefonnummer hatten. Das Angebot war unschlagbar. Schließung eines Krankenhauses und möglicherweise eines zweiten, Erweiterung eines bestehenden Hauses, Personalverschlankung, Optimierung der gesamten Abläufe und bei allem völlig freie Hand. Und das Gehaltsangebot war auch nicht schlecht. Wer da nein sagt, der ist selbst daran schuld. Ist mein Kommissar jetzt zufrieden?"

„Danke für deine Aufrichtigkeit. Weißt du, ich bin ja immer noch auf der Suche nach den Zusammenhängen zwischen den mysteriösen Stromausfällen und dem Mord an Frau Dr. Fleischmann. Manchmal glaube ich, nahe dran zu sein an der Lösung, aber dann fällt alles wie ein Kartenhaus in sich zusammen. So, das war jetzt aber das letzte dienstliche Gespräch, ab sofort gibt es nur noch uns."

Kleintaler stellte kurz darauf seinen Wagen vor dem „Hotel Abel" in der Regensburger Altstadt nahe der „Steinernen Brücke" ab und überließ es dem jungen Angestellten, ihn in der Tiefgarage zu parken und das wenige Gepäck aufs Zimmer zu bringen. Nach dem Einchecken fuhren sie mit dem Lift in die oberste Etage. Kleintaler hatte in dem Mittelalterhotel eine Mansardensuite gebucht. Beim Betreten stieß Katharina verzückte Begeisterungsrufe aus. „Gott, ist das schön. Der Vorraum mit dem antiken Schreibtisch in der Fensternische, die bezaubernde Ottomane, dieser historische Dachstuhl, freigelegte Ziegelmauern, die Dusche in Schiefer gehalten, der Blick auf die Donau – und natürlich das riesige antikisierte Boxspringbett – du hast dir ja wirklich etwas Wunderbares einfallen lassen." Sie fiel ihm um den Hals und küsste ihn zärtlich. Wenige Minuten später fanden sie sich in dem kuscheligen Bett wieder, das sie erst am späten Nachmittag verlassen sollten.

Langsam legte sich die Dämmerung über die Donau. Kleintaler blickte vom Bett aus auf den Fluss. Es regnete. Er war nur kurz eingenickt. Sein schlechtes Gewissen hielt ihn wach. Katharina schlief noch fest, eingewickelt in die warme Daunendecke. Er betrachtete ihr ovales, schmales Gesicht, bemerkte die ersten Fältchen um die Augen, küsste sanft den kleinen Leberfleck neben dem Nasenflügel. Eine heiße Woge erfasste ihn. Katharina schlug die Augen auf. „Schos, ich habe Hunger!"

„Und ich dachte schon, du wachst heute überhaupt nicht mehr auf und ich müsste alleine zum Abendessen gehen."

„Das könnte dir so passen, du Lustmolch, mich erst im Bett fertigmachen, und mir dann nicht mal etwas zum Essen spendieren." Sie fuhr ihm zärtlich durch die Haare und küsste ihn sanft auf die Nase. „Ich werde jetzt erst einmal duschen gehen und mich dann anziehen. Du kannst dir in der Zwischenzeit überlegen, wo wir hier um 16 Uhr schon etwas zu essen bekommen." Entschlossen stieg sie aus dem Bett. Kleintaler hielt sie zurück. „Darf ich mitduschen?"

„Nein, sonst lehnen wir in einer Stunde immer noch an der Duschwand und mein Hunger wird nicht kleiner. Du darfst mich abtrocknen und ich verspreche dir, du kommst heute Abend noch auf deine Kosten."

Zehn Minuten später stand Kleintaler mit einem Badetuch bewaffnet vor der Dusche, wickelte Katharina darin ein und rubbelte sie ab. „Ich habe ja noch gar nicht gesehen, dass du ein Tattoo hast."

„Das ist ein Überbleibsel aus meiner Sturm- und Drangzeit. Ich hatte mal ein Faible für Spinnen und da habe ich mir am linken Ellenbogen eine um sich greifende Spinne im Netz stechen lassen. Das war eher eine Mutprobe als ein künstlerischer Akt, deshalb bin ich auch darauf bedacht, mit dem Tattoo nicht hausieren zu gehen."

„Mir gefällt es", gestand Kleintaler, „das gibt dir den Hauch von Verruchtheit." Dann beeilte er sich aus dem Badezimmer zu kommen, um dem nachgeworfenen Badetuch zu entgehen.

Eine halbe Stunde später nahmen sie in der Gaststätte des Hotels „Kain" auf der gegenüberliegenden Donauseite Platz und studierten die Speisekarte. „Es gehört schon ein spezieller Humor dazu, zwei Hotels „Kain" und „Abel" zu nennen", kommentierte Kleintaler. Schließlich entschieden sie sich für die „Krustentiersuppe mit Tatar von der Bayerischen Garnele" als Vorspeise, Katharina nahm anschließend die „Rotbarbe San Marzano" und Kleintaler „Junges Lamm auf Kartoffelschnitten". Zwischen den Gängen ließ der Kommissar sie kurz alleine, um mit Marianne zu telefonieren. Zuhause war alles in Ordnung. „Der Schneefall hat aufgehört, der Frühling kann kommen", bemerkte Marianne. Das konnte der Kommissar nur bestätigen.

„Katharina, kennst du eigentlich Regensburg?"

„Überhaupt nicht, ich bin heute zum ersten Mal hier. Auch beruflich hatte ich noch nichts in dieser Stadt zu tun. Weshalb fragst du?"

„Wenn das Wetter es zulässt, könnten wir ja morgen einen kleinen Stadtrundgang machen, und ich zeige dir die Hauptsehenswürdigkeiten."

„Aber nicht zu lange, schließlich hast du uns eine so wunderbare Suite gebucht, mit so einem wunderbaren Bett. Das sollten wir ausnutzen", bemerkte sie schelmisch.

Als sie in ihre Hotelsuite zurückkamen, stand eine Flasche Champagner in einem Sektkühler auf dem Nachttisch. „Ist das eine kleine Aufmerksamkeit des Hauses?", fragte Katharina.

„Nein, das ist eine kleine Aufmerksamkeit von deinem Kommissar."

„Dann sollte sich mein Kommissar jetzt mal ranhalten. Ich glaube es gibt hier einiges zu untersuchen und aufzudecken." Katharina schlang ihre Arme um Kleintalers Nacken und küsste ihn zärtlich.

Trotz einer langen und intensiven Liebesnacht erwachte Kleintaler am nächsten Morgen schon gegen sechs Uhr. Draußen herrschte noch stockfinstere Nacht. Er duschte leise, kleidete sich an und verließ mit seinem Smartphone die Suite. Er fuhr mit dem Lift ins Parterre, wo sich der Frühstücksraum befand. Dort herrschte schon reger Betrieb. Er bestellte sich einen „Kaffee creme" und rief anschließend Marianne an, die sich gerade für den kommenden Arbeitstag fertig machte. Er erklärte ihr, was heute auf dem Fortbildungsprogramm stand und hatte, nachdem er aufgelegt hatte, ein schlechtes Gewissen, weil er seine Frau zum ersten Mal belogen hatte. Er ging zurück in sein Zimmer, setzte sich an den kleinen Sekretär und studierte ein politisches Magazin, das er sich aus der Empfangshalle mitgenommen hatte. Ein Artikel erweckte sein besonderes Interesse: Bei einem Formel-1-Autorennen im November, dem Großen Preis von Brasilien, hatte der an zweiter Stelle liegende Fahrer zum Überholen seines führenden Teamkollegen angesetzt und war von seinem Rennstall zurückgepfiffen worden, da dem Teamkollegen nur wenige Punkte zum Weltmeistertitel fehlten. Nachdem dieser sich jedoch geweigert hatte, die Teamorder zu akzeptieren, hatte die Boxengasse in die Rennwagensoftware eingegriffen und den Wagen verlangsamt. Der so gemaßregelte Fahrer hatte daraufhin den Rennstall gewechselt. Kleintaler wusste nicht, warum er den Artikel aus dem Magazin riss und einsteckte. Das Geräusch jedoch ließ Katharina erwachen. Kleintaler setzte sich auf die Bettkante küsste sie und strich ihr die vom Schlaf zerknuddelten Haare aus dem Gesicht. „Warum bist du schon wach?", fragte sie und gähnte herzhaft. „Um sechs Uhr wache ich automatisch auf, das ist so mein Rhythmus". Er drückte ihren schlafwarmen Körper zärtlich an sich. „Kommst du nicht mehr ins Bett? Ich möchte schon noch ein bisschen schmusen." „Aber sicher doch!" Kleintaler zog sich aus und schlüpfte zu ihr unter die warme Bettdecke.

Als sie zwei Stunden später Hand in Hand den Frühstücksraum betraten, war die Sonne bereits aufgegangen, und ein milder Frühlingstag kündigte sich an. „Was hältst du von einem kleinen Altstadtspaziergang am Vormittag, einer kleinen Brotzeit zu Mittag, gefolgt von einem ausgiebigen Mittagsschlaf, und für den Abend lassen wir uns noch etwas einfallen?"

„Ein sehr guter Vorschlag, vielleicht können wir sogar einen frühen Nachmittagskaffee im Freien einnehmen, wenn das Wetter hält."

Eine Stunde später lenkte Kleintaler ihren Weg zur „Steinernen Brücke". „Weißt du, Regensburg war schon zur Römerzeit eine wichtige Stadt, einerseits wegen des Handels auf der Donau, andererseits wegen der mit der Völkerwanderung einströmenden slawischen Stämme, die das römische Reich bedrohten. Diese „Steinerne Brücke" ist mit über dreihundert Metern die längste mittelalterliche Steinbrücke."

„Was ist denn das da für ein neckisches Kerlchen?", fragte Katharina und deutete auf eine steinerne Figur.

„Das ist das „Brückenmandl" oder, damit du es auch verstehst, „das Brückenmännlein". Der Sage nach stellt es den Baumeister der Steinernen Brücke dar. Dieser hat mit Hilfe des Teufels eine Wette gegen den Dombaumeister gewonnen, in der es darum ging, das jeweilige Bauwerk schneller fertig zu stellen. Das Brückenmandl verkörpert laut der Sage den besorgt nach dem Baufortschritt des Domes schauenden Brückenbaumeister."

„Was du alles weißt, ist schon bemerkenswert. Du musst ja in Heimatkunde sehr gut aufgepasst haben", bemerkte Katharina ironisch.

Mittlerweile waren sie weitergeschlendert und standen vor der gotischen Kathedrale mit beeindruckenden Zwillingstürmen. „Weißt du, Katharina, was unser kleines Waldkirchen und das große Regensburg gemein haben?" Katharina schüttelte den Kopf und erwiderte lächelnd: „Ich glaube, du wirst es mir gleich sagen!"

„Waldkirchen hat einen „Bayerwalddom" mit den Patronen Peter und Paul, und Regensburg hat diesen Dom, der ebenfalls St. Peter geweiht ist. Die erste Kirche hat hier in Regensburg der Mönch Bonifatius gegründet. Die Christianisierung ist ihm aber von den Heiden schlecht gedankt worden, sie haben ihn einfach erschlagen."

Sie betraten das Gotteshaus, in dessen Inneren es nicht nur still, sondern auch bitterkalt war. Katharina schmiegte sich an Kleintaler, der wärmend seinen Arm um ihre Schultern legte. „Ich verzichte auf eine Domführung", flüsterte er ihr ins Ohr, „denn wenn ich dein rotes Näschen sehe, weiß ich, wie kalt dir gerade ist." Sie verließen die Kirche, um sich auf dem Vorplatz in der Mittagssonne aufzuwärmen. Wenige Minuten später betraten sie ein kleines, mittelalterliches Steinhaus, aus dem es köstlich duftete. „Das ist die berühmte historische „Wurstkuchl", ein Wirtshaus, in dem es seit dem Mittelalter für alle Schiffer und Handwerker beste Bratwürste gegeben hat. Ich glaube, wir haben uns eine kleine Stärkung verdient." Sie nahmen an einem alten Holztisch Platz. Kleintaler bestellte für Katharina eine Kartoffelsuppe und für sich Bratwürste mit Sauerkraut und Brot und dazu natürlich zwei Weißbiere. „Ist es nicht noch zu früh, um mich jetzt schon betrunken zu machen?", scherzte Katharina. „Ich habe dich im nüchternen Zustand genauso gerne wie im betrunkenen, das weißt du." Nach dem Mittagessen setzten sie ihren Spaziergang fort und kamen auf dem Marktplatz an einem Straßencafé vorbei. „Schos, ich mache dir einen Vorschlag, du trinkst jetzt in Ruhe eine Tasse „Kaffee creme", und ich erledige ein paar Einkäufe. In spätestens einer Stunde bin ich wieder hier, und dann genießen wir unseren letzten gemeinsamen Abend." Katharina küsste ihn liebevoll, und ehe er etwas erwidern konnte, war sie schon in einem der anliegenden Geschäfte verschwunden. Die junge Bedienung hatte ihm gerade seinen Kaffee serviert, als sein Smartphone klingelte. Carlo Salerno rief an.

„Chef, entschuldigen Sie, wenn ich Sie bei Ihrer Fortbildung störe, aber hier passieren merkwürdige Dinge. Ich bin in Reut, wie befohlen. Vor einer Stunde ist hier ein kleiner Lieferwagen vorgefahren, mit der Aufschrift „Blautopf – Tauchen". Er ist in Ulm zugelassen. Zwei Männer sind ausgestiegen und in Rodings Austragshäuschen gegangen. Vor zehn Minuten sind sie gemeinsam weggefahren. Der Amerikaner hatte eine große Rolle Papier in der Hand, ich vermute Pläne, und Sie glauben nicht, wo die drei jetzt sind. Mit Pfarrer Flachauer in der Kirche! Und jetzt kommt das Merkwürdige. Ich bin in die Kirche rein, und da war niemand. Die waren wie vom Erdboden verschluckt. Kaum war ich wieder draußen, kamen sie wieder raus, nur eine halbe Stunde später."

„Gut gemacht, Carlo, bleiben Sie dran, ich bin am Donnerstag wieder im Büro." Kleintaler beendete das Gespräch und rief anschließend Marianne an, um ihr vom Stand seiner angeblichen Fortbildung zu berichten. Sie jammerte über die viele Arbeit und erklärte ihrem Mann, dass sie heute Abend zeitig schlafen gehen werde. Das versprach auch er. Kleintaler hatte sich gerade ein Glas Weißwein bestellt, als Katharina – mit mehreren Einkaufstüten bepackt – sich an seinen Tisch setzte.

„Du bist ja wirklich schnell zurück. Ich hatte mich auf eine längere Wartezeit eingerichtet und wollte schon in das Kaffeehaus umziehen, weil es hier draußen langsam frisch wird." Als der Wein serviert wurde, zahlte Kleintaler und bot Katharina einen Schluck an. „Wenn du mir bei diesem Schoppen hilfst, sind wir schneller im Hotel, und da soll es ja bekanntlich auch wärmer sein." Diese Aussicht schien Katharina zu beflügeln, denn schon nach wenigen Minuten betraten sie ihre Hotelsuite. Kleintaler bemerkte den Sektkühler mit einer Flasche Champagner und einem Weißbier.

„Gehe ich recht in der Annahme, dass dies keine kleine Aufmerksamkeit des Hauses ist", bemerkte Kleintaler?

„Richtig, das ist eine kleine Aufmerksamkeit deiner Geliebten, schließlich ist das ja heute unser letzter Abend und ich finde, wir sollten anfangen, ihn zu genießen. Wenn du mich entschuldigst, ich würde mich gerne etwas frisch machen." Katharina verschwand im Badezimmer, kam nach einer Viertelstunde nur in ein Badetuch gehüllt wieder heraus und forderte ihren Kommissar auf: „Das Bad ist frei, ich will einen sauberen Mann in meinem Bett." Als Kleintaler wenig später frisch geduscht, frisch rasiert und frisch geföhnt das Badezimmer verließ, lag Katharina auf dem Bett. Sie trug einen marineblauen Rock und dazu eine passende Seidenbluse. Sie blickte Kleintaler mit ihren dunklen Augen erwartungsvoll an.

„Schos, ich habe ein Geschenk für dich!" Er blickte irritiert im Zimmer umher. „Du musst es nur noch auspacken!" Das ließ er sich nicht zweimal sagen! Er setzte sich auf die Bettkante und öffnete Knopf für Knopf ihrer Bluse, öffnete ihren nachtblauen Büstenhalter und stellte mit heiserer Stimme fest: „Die Verpackung ist dir schon bestens gelungen, aber der Inhalt übertrifft alles!"

Nach einer Nacht, in der beide kaum geschlafen hatten, saßen Katharina und Georg im Frühstücksraum und rührten in ihren Kaffeetassen. „Fällt es dir schwer, heute wieder nach Waldkirchen zurückzufahren?"

„Ja, sehr, aber ich muss. Du weißt, dass ich meine Frau nicht alleine lassen kann. Nach fünfundzwanzig Ehejahren hat sie ein Recht darauf, mit mir alt zu werden. Aber ich habe auch das Glück gehabt, dich zu treffen, und ein Leben mit zwei so wunderbaren Frauen, das wäre Hybris."

„Weißt du eigentlich, wie sehr ich deine Marianne beneide? Wenn ich dir vor fünfundzwanzig Jahren begegnet wäre, ich bin mir sicher, mein Leben wäre anders und sicherlich glücklicher verlaufen."

„Bist du denn nicht glücklich, Katharina? Du bist eine erfolgreiche Frau, hast einen tollen Beruf und die Männer liegen dir zu Füßen. Auch außerhalb Waldkirchens, das du ja verlassen wirst."

„Ja, das werde ich auf jeden Fall, schon allein, weil ich dir nicht ständig begegnen möchte. Das würde ich nicht verkraften. So, und jetzt lass uns bitte Schlussmachen mit dem sentimentalen Gerede, sonst kommen mir noch die Tränen. Und ich hasse heulende Frauen."

Die beiden verließen am Vormittag Regensburg, aßen in dem mittelalterlichen Städtchen Kallmünz noch zu Mittag und fuhren dann nach Waldkirchen zurück. Als sie sich am Nachmittag auf dem Pendlerparkplatz trennten, ahnten beide nicht, unter welchen Umständen sie sich wiedersehen würden.

Die ersten Tage nach seiner Rückkehr aus Regensburg waren für Georg Kleintaler kein Zuckerschlecken gewesen. Um den Schein zu wahren, hatte er Marianne sehr ausführlich von den Inhalten der angeblichen Fortbildung erzählt. Innerlich ekelte es ihm vor sich selbst, weil er seine Ehefrau so schamlos belog. Die Erinnerung an die wunderbaren Tage und Nächte mit Katharina machten es ihm nicht leichter. Da half nur eines: arbeiten, arbeiten und noch mehr arbeiten. Erst vor wenigen Tagen hatte ihn am frühen Morgen Bürgermeister Heinrich Herzog in der Dienststelle besucht und Anzeige gegen Unbekannt erstattet, weil ihm in der Nacht ein riesiger Müllberg vor die Haustüre geschüttet worden war. Im Briefkasten fand er einen Drohbrief folgenden Inhalts: „Bürgermeister, das passiert jetzt jeden Tag, solange bis die Müllabfuhr ihre Preise senkt." „Was ist denn das für ein Depp, der nicht einmal weiß, dass ich überhaupt keinen Einfluss auf die Abfuhr-Preise habe." Kleintaler hatte ihm versprochen, sich vorrangig um das Müllproblem des Stadtoberhauptes zu kümmern. Tatsächlich hatte er mehre Tage später einen stadtbekannten Querulanten um das Haus des Bürgermeisters herumschleichen sehen. Eine Untersuchung seines Uraltdruckers hatte ergeben, dass der Brief von ihm stammte. Er hatte Herzog seinen Ermittlungserfolg mitgeteilt, und was machte der? Er zog seine Anzeige zurück. Naja, vielleicht eine Stimme mehr im nächsten Kommunalwahlkampf.

Monika Sauer hatte an diesem Montagmorgen schon sehr früh mit ihrer Arbeit begonnen. Eine Nachricht auf ihrem Smartphone hatte ihr angekündigt, dass die ersten zwanzig Fahrzeughalter von den Münchner Kollegen ermittelt worden waren. Zu jedem Namen gab es einen kurzen Lebenslauf, und es war jeweils eine Bilddatei mit angehängt. Mitunter waren es die damaligen Führerscheinbilder, meistens jedoch aktuelle Fotos, die sie nun „rückverwandeln" musste. Als Kommissar Kleintaler seinen Dienst antrat, informierte sie ihn über den aktuellen Stand ihrer Arbeit.

„Guten Morgen, Herr Kleintaler, ich hoffe, dass ich bis Mittag alle Fotos bearbeitet habe, die könnten sie dann dem Herrn Alaschko schicken. Vielleicht ist das Glück uns hold."

Wenig später betrat auch Carlo Salerno die Dienststelle. „Chef, ich schau nur kurz herein, dann gehe ich wieder auf meinen Posten. Sie haben mich doch gefragt, bei wem es sich um den an Christi Himmelfahrt verstorbenen Markus Vogel handelte? Der war wirklich ein armer Vogel! Entschuldigen Sie den Wortwitz. Alleinstehend, hat in der „Frankenfleisch", einer Großschlächterei in Nürnberg gearbeitet. Das hältst du nur mit viel Schnaps aus. Und das war auch der Grund seines frühen Todes. Er war Vollalkoholiker und ist an Leberversagen gestorben. Das wollte ich Ihnen eigentlich nur nachliefern. Ich mach mich auch gleich wieder auf den Weg."

„Einen Augenblick noch, Carlo. Ich habe da einen Zeitungsartikel für Sie. Als ich ihn gelesen habe, musste ich an Frau Dr. Gundula Blechinger denken. Schauen Sie ihn sich mal an, vielleicht können Sie etwas damit anfangen." „Okay, Chef, mach ich und gebe dann Rückmeldung."

Kurz nachdem Carlo gegangen war, gab Kommissar Kleintaler, den Namen „Hans-Otto Hahn" in das INPOL-Suchsystem seines Rechners ein. Er war vom Ergebnis überrascht. Einen Mann gleichen Namens gab es tatsächlich, wohnhaft in Nürnberg in der Breslauer Straße, von Beruf Musiker, nicht vorbestraft. Der Kommissar überprüfte seine Bankverbindung. Sein Vermögen auf dem Konto der „Protestantischen Bank eG" in Nürnberg" betrug genau 1 831 575, 30 Euro. Kleintaler schluckte. Das war mal ein schönes Sümmchen. Woher hatte ein Musiker ein solches Vermögen? Reich geerbt? Der Mann war gerade mal 41 Jahre alt, ledig. Auf ihn war ein PS-starker SUV eines Ingolstädter Autobauers zugelassen. Kennzeichen: N-OH-188. Erstzulassung 22.Juni 2015.

„Frau Sauer, Sie sind doch sicher in den sozialen Medien, oder?"

„Beruflich wie privat, denn Herr Kleintaler, Sie glauben gar nicht, was Sie darin alles finden, und vor allem wie blöd sich manche Täter anstellen. Der Carlo und ich, wir waren ja in Bamberg schwerpunktmäßig mit Einbruchsdelikten bei Automobil-Zulieferern beschäftigt. Einer hat tatsächlich kurz nach einem Einbruch, bei dem rund fünfhundert Autobatterien gestohlen wurden, seinen Anteil an der „Beute" in den sozialen Medien zum Verkauf angeboten. Zwei Stunden später haben wir ihn einkassiert. Was also kann ich für Sie tun?"

„Könnten Sie doch bitte mal nachsehen, ob sie unter dem Namen Hans-Otto Hahn Bilder von ihm finden. Er soll Musiker sein."

„Klar, mache ich gleich, aber zuerst schicke ich Ihnen die fünfzehn bearbeiteten Bilder unserer Golffahrer, damit Sie sie dem Herrn Alaschko mailen können."

Der Kommissar leitete kurz darauf dem ehemaligen Hausmeister des „Klinikums Dritter Orden" eine erklärende Mail und einen sehr umfangreichen Bildanhang weiter. Kurz vor der Mittagspause rief Carlo Salerno an.

„Chef, raten Sie mal, wo ich gerade bin – ich stehe an der Tankstelle in der Passauer Straße und schaue mir an, was sich auf dem Krankenhausparkplatz so alles tut. Der Herr Roding steht da, der kleine Lieferwagen mit der Aufschrift „Blautopf – Tauchen" ebenfalls und die beiden Männer, die vor vierzehn Tagen mit in der Kirche waren, sind auch dabei. Die haben ein merkwürdiges Gerät aufgestellt, das wie eine Kamera aussieht und an einen Laptop angeschlossen ist, mit dem einer von ihnen die Kamera bedient. Bleiben Sie noch dran Chef, sie packen gerade Bohrgestänge und ein Bohrgerät aus. Wonach suchen die dort? Sicher nicht nach Erdöl!"

„Carlo, machen Sie auch ein paar Aufnahmen von dem Geschehen oder besser noch, filmen Sie alles. Wir schauen es uns dann hier im Büro genauer an."

Als Kleintaler nach einer kurzen Mittagspause in seine Dienststelle zurückkam, saßen Carlo Salerno und Monika Sauer schon vor dem Bildschirm.

„Chef, ich habe mich einmal über die Firma „Blautopf – Tauchen" schlau gemacht. Dabei handelt es sich um eine Tauchfirma in Blaubeuren, die die einzige Lizenz zum Tauchen in dem Blautopf hat. Sie erforschen diese Karstquelle und deren weit verzweigtes Höhlensystem. Der Firma gehören, außer dem Chef, einem gewissen Gottfried Spänle, noch fünf Mitarbeiter an, die alle auf der Homepage zu finden sind. Die Firma ist absolut sauber! Chef, die kann sich krumme Touren gar nicht leisten, sonst wäre die Lizenz im Eimer, und die Konkurrenz würde sich ins Fäustchen lachen. Mich würde nur interessieren, wonach die suchen. Hier, Chef, schauen Sie sich das Video an."

„Kleintaler betrachtete sich mehrfach die Videoaufnahmen seines „Frankenitalieners". Auch Monika Sauer sah gebannt zu. „Herr Kleintaler, also für mich sieht das so aus, als würden sie das Krankenhausgelände scannen. Sie scheinen etwas gefunden zu haben, was sie durch Probebohrungen bestätigt haben wollen." Plötzlich schlug sich der Kommissar mit der Hand auf die Stirn und rief: „Gott bin ich ein Idiot! Ich weiß, wonach sie suchen, ich weiß nur noch nicht warum." Und dann weihte er seine jungen Kollegen in seine Vermutung ein:

„Es war im August vor einem Jahr. Roding wollte gerade das Waldkirchner Krankenhaus kaufen, da rief mich unser Stadtarchivar an, der Herr Schelch, und teilte mir mit, dass Roding alle Karten und Pläne einsehen wolle, die den Krankenhauskomplex betrafen. Ich dachte, ihn interessieren die Baupläne und die aktuellen Kartierungen. Darunter war aber auch eine historische, handkolorierte Zeichnung, welche die Stadt vor dem großen Stadtbrand abbildete. Und darauf war ein Netz von unterirdischen Fluchtwegen zu erkennen, die entweder von der Kirche weg oder von außen zu dem „Bayerwalddom" führten. Die stammten vermutlich noch aus der Zeit der Hussiteneinfälle im 15. Jahrhundert."

„Ich weiß, was Sie meinen", ergänzte Monika Sauer Kleintalers Vortrag, „große Gebiete in der Oberpfalz haben damals arg unter diesen Einfällen gelitten. Es wurde geplündert und gemordet."

„Ich kann mir vorstellen, Frau Sauer, was Roding plant. Er hat mir gegenüber einmal erwähnt, dass er bereit sei, in unserem Landkreis zu investieren. Wenn er nun diese Gänge wiederherstellen und begehbar machen ließe, wäre das eine touristische Sensation für Waldkirchen – oder was meinen Sie?"

Der Kommissar blickte in die kleine, bestätigend nickende Runde. „Carlo, Sie beobachten weiter, denn irgendwann einmal muss die Katze aus dem Sack." In diesem Augenblick klingelte Kleintalers Telefon.

„Herr Alaschko, guten Tag, an Ihrem Anruf sehe ich, dass Sie die Bilder erhalten haben. Und? Konnten Erinnerungen geweckt werden?"

„Ich bedaure, Herr Kommissar. Ich hätte ja so gerne geholfen, aber keine Erinnerung, nicht die geringste. Aber glauben Sie mir, diese Detektivarbeit macht richtig Spaß. Ich beneide Sie wirklich."

„Das ist sehr nett, Herr Alaschko, aber Glück brauchen wir halt auch dabei. Grämen Sie sich nicht, es kommen ja noch mehr Bilder, vielleicht ist ein Zufallstreffer darunter. Aber erst einmal vielen Dank für Ihre Hilfe. Wenn ich meine Fälle geklärt habe, dann trinken wir mal ein schönes Weißbier zusammen in München. Wir hören voneinander." Kleintaler legte auf.

„Herr Kleintaler", meldete sich Monika Sauer kurz vor Feierabend, „schauen Sie mal bitte auf meinen Bildschirm." Kleintaler trat hinter sie. „Ich habe heute den ganzen Nachmittag nach diesem Hans-Otto Hahn geforscht und das sind die Bilder von ihm, die ich gefunden habe." Sie zeigten einen jungen, schlanken Mann im schwarzen Smoking mit wenigen, brünetten Haaren. Er hielt eine Geige in der Hand. Offensichtlich war er Musiker in einem klassischen Orchester. „Dieses Bild wurde bereits Weihnachten 2014 aufgenommen", erläuterte Monika Sauer. „Es ist das einzige Bild, das ich von ihm gefunden habe." Und jetzt das Merkwürdige an der Sache. Ab Juni 2015 gibt es hin und wieder belanglose Posts. Angeblich war er länger krank, von Burnout ist die Rede. Der letzte Eintrag stammt vom dritten Januar 2017. Er berichtet da vom Neujahrskonzert der Münchner Philharmoniker. Da hat er aber nicht mitgespielt, sondern war nur Zuhörer. Also, wenn Sie mich fragen, dann sollten die Kollegen vor Ort sich ihn mal näher ansehen."

„Da bin ich gänzlich anderer Meinung, Frau Sauer. Wenn Herr Hahn der ist, den ich so langsam in ihm vermute, dann würde ihn das nur aufschrecken, und wir hätten nichts in der Hand."

„Carlo, könnten Sie ihre Bekannte im Polizeipräsidium Mittelfranken noch um einen kleinen Gefallen bitte: Wir benötigen von jenem Hans-Otto Hahn ein aktuelles Bild, aber bitte so, dass er nichts merkt, und von der „Protestantischen Bank eG" in Nürnberg Kontoauskunft. Vor allem möchte ich wissen, wie und wann diese 1,8 Millionen Euro auf sein Konto gekommen sind."

„Geht in Ordnung, Chef, ich kümmere mich gleich darum."

Als Georg Kleintaler an diesem Abend zu seiner geliebten „Pizza Hawaii" sein zweites Weißbier eingoss, spürte er, dass er der Lösung seiner Fälle ein wenig näher gekommen war.

Waldkirchen, Dienstag, 18. April 2017

Die Osterfeiertage waren vorüber, und wunschgemäß setzte der Frühling ein. Georg Kleintaler saß in der warmen Morgensonne auf der Veranda und frühstückte mit seiner Frau. In Anbetracht der üppigen Mahlzeiten der letzten beiden Tage fiel das Frühstück eher frugal aus. Müsli mit frischen Früchten und „Kaffee creme" machen auch satt und sind gesund, behauptete jedenfalls Marianne, während ihrem Ehemann Schinken und Spiegelei auf Toast besser gemundet hätte. Aber er musste ihr Recht geben, der gestrige Lammbraten mit Wirsing und Reiberknödel war nicht nur exzellent, sondern auch sehr reichhaltig gewesen. Und dabei hatte er die vorher gereichte Hochzeitssuppe und den abschließenden Kaiserschmarrn mit frischem Apfelmus noch gar nicht berücksichtigt. Michael J. Roding und Franz Stein hatten sich ebenso wie Felix Liggner hinterher einen Bärwurz genehmigen müssen, um dem einsetzenden Völlegefühl zu begegnen.

Der Kommissar hatte auch durch noch so geschickt gestellte Fangfragen nicht herausbekommen können, was Roding zusammen mit Pfarrer Flachauer im Schild führte. Tina freute sich darauf, am 3.Juli ihren Dienst in der Polizeistation wieder aufnehmen zu können. Ihr Antrag war schon genehmigt worden. Und Klein-Tommy war von seiner neuen Erzieherin, vulgo Kindergärtnerin, so begeistert, dass er am liebsten sofort in den Kindergarten eingecheckt hätte. Tina vermutete, dass das an dem neuen Kindergartenhund lag, den die Erzieherin seit ein paar Tagen mitbringen durfte. Denn am Abend, kurz vor dem Schlafengehen, hatte Tommy seinen neuen Berufswunsch verkündet. Er wolle „Führer" werden. Tina hatte ihn erschrocken angesehen und vorsichtig nachgefragt, was für ein „Führer" er denn werden wolle. Er hatte seine Mutter verständnislos über so viel Ahnungslosigkeit angeblickt und kopfschüttelnd geantwortet: „Hundeführer natürlich – oder was dachtest du denn?"

Franz Stein stöhnte unter der Last der Arbeit, die der Umzug seines Krankenhauses mit sich brachte. Er merkte so nebenbei an, dass über seinen Verbleib im erweiterten Krankenhaus noch nicht entschieden sei. Er habe zwar mehrfach Frau Dr. Heroldsbacher sprechen wollen, habe aber noch keinen Termin bei ihr bekommen. Außerdem sei sie sehr häufig außer Haus. Franz Stein kommentierte dies mit dem Satz: „Ich möchte nur wissen, mit wem sie sich herumtreibt. Der arme Kerl tut mir ja jetzt schon leid!" Kleintaler hatte Mühe, sich bei diesen Worten nicht an seinem Bärwurz zu verschlucken.

Bei der zweiten Tasse „Kaffee creme" klingelte sein Telefon. Carlo rief an: „Chef, es wäre schön, wenn Sie gleich mal ins Büro kommen könnten. Erstens hat der Herr Alaschko angerufen und zweitens haben wir noch ein paar andere Überraschungen für Sie."

Als er zehn Minuten später das Dienstgebäude betrat, kam Monika Sauer auf ihn zu. „Kurze Info, Herr Kleintaler! Ich habe am Gründonnerstag Herrn Alaschko noch die übrigen einundzwanzig Bilder geschickt. Vor wenigen Minuten hat er angerufen und er klang ganz aufgeregt. Vielleicht rufen Sie ihn gleich zurück."

Kleintaler ließ sich im Seniorenheim mit ihm verbinden. „Guten Morgen, Herr Alaschko, Sie haben mich heute Morgen schon angerufen. Was gibt es?"

„Ihre Kollegin hat mir vor fünf Tagen die restlichen Bilder geschickt, und bei einem davon bin ich zusammengezuckt. Ich weiß nicht warum, aber etwas kam mir bekannt vor. Ich habe sie mir dann jeden Tag, auch heute Morgen, alle noch einmal angesehen und tatsächlich hatte dieser Eindruck Bestand."

„Das klingt zunächst einmal sehr gut. Würden Sie mir auch sagen, um wen es sich handelt?"

„Noch einmal, Herr Kommissar, es ist nur ein Bauchgefühl, keine hundertprozentige Wiedererkennung. Ich kann mich auch täuschen. Es handelt sich um einen gewissen Stefan Schaller."

„Herr Alaschko, vielen Dank und machen Sie sich keine Gedanken. Mehr als Ihr Bauchgefühl wollten wir ja gar nicht. Vielleicht haben wir Glück und es bringt uns weiter. Nochmals vielen, vielen Dank dass Sie für uns Detektiv gespielt haben. Ich halte Sie auf dem Laufenden und das mit dem Weißbier in München ist fest versprochen. Ihnen eine schöne Zeit."

Kleintaler legte auf, nahm den Hörer aber sofort wieder ab und wählte die Nummer des Polizeipräsidenten. Nach einer Viertelstunde beendete er zufrieden lächelnd das Gespräch. „Carlo, Frau Sauer, ich bitte kurz um Ihre Aufmerksamkeit. Ich habe gerade mit Polizeipräsident Schmidt gesprochen und ihn über den momentanen Stand unserer Ermittlungen informiert. Herr Alaschko glaubt, einen der Golffahrer wiedererkannt zu haben. Es sei nur ein vages Gefühl, sagt er. Übrigens der Mann heißt Stefan Schaller. Ich habe aktuelle Bilder, seinen vollständigen Lebenslauf und die gesamten Mobilfunkdaten der letzten drei Jahre angefordert. Sein Smartphone wird abgehört, ansonsten aber nichts unternommen, nicht bevor wir Genaueres wissen. Wenn wir seine Daten haben, werden wir ein Bewegungsprofil der letzten drei Jahre erstellen und schauen, ob er irgendwann einmal hier in der Nähe war. Frau Sauer, wissen Sie zufällig noch, welchen Beruf dieser Stefan Schaller ausübt?"

„Moment, ich sehe mal kurz nach: Er ist Mechatroniker und hat sogar seinen Meister. Er arbeitet bei einer Münchner Firma, „LASTON", die Fahrstühle herstellt und verbaut."

„Also, die handwerklichen Voraussetzungen für die Manipulation der Stromversorgung eines Krankenhauses hätte er. Frau Sauer, Sie haben doch die Firmen überprüft, die in unserem Krankenhaus tätig waren. War Schallers Firma auch dabei?"

„Chef", meldete sich Carlo Salerno zu Wort, „Chef, ich habe mit meiner Bekannten im „Polizeipräsidium Mittelfranken" telefoniert. Das Geld von dem Hans-Otto Hahn, diese 1,8 Millionen, wurden von einem Schweizer Bankhaus am 11.Juni 2015, auf Hahns Konto bei der „Protestantischen Bank eG" in Nürnberg transferiert. Sie kennen ja die Schweizer Verschwiegenheit bezüglich ihrer Bankgeschäfte. Es war leider nicht herauszubekommen, um welches Bankhaus es sich gehandelt hat. Und jetzt habe ich noch eine Frage, Chef, wissen Sie, was mit dem Fahrzeug von Frau Dr. Blechinger geschehen ist? Ich möchte da etwas überprüfen lassen."

„Das müssten Sie doch wissen, Sie haben doch damals selbst mit den österreichischen Kollegen verhandelt. Fragen Sie dort noch einmal nach, vielleicht wissen die mehr."

Der gesamte Arbeitstag verging mit intensiven Routinearbeiten. Kurz vor Dienstschluss meldete Monika Sauer erste Ergebnisse. „Herr Kleintaler, ich habe mir die Auftragsvergaben der „Kliniken GmbH" noch einmal durchgesehen. Diese Münchner Firma „LASTON" war hier nie tätig. Wie Sie wissen, habe ich im September 2015 schon einmal alle Wartungs- und Renovierungsarbeiten überprüft. Bis auf die zwei Service-Techniker, die – laut Dr. Stein – im Juli 2014 Wartungsarbeiten durchgeführt haben, war alles in Ordnung. Aber die beiden sind bei mir nicht vergessen."

Kurz darauf klingelte das Telefon auf Kleintalers Schreibtisch. Eine junge Frau war am anderen Ende der Leitung und bat ihn sofort zum Spielplatz am Erlauzwiesler See zu kommen. Sie habe einen bewusstlosen Jungen gefunden und schon den Notarzt gerufen. Kleintaler raste mit seinen neuen SUV zum Fundort. Der Notarzt war schon da.

„Hallo, Herr Dr. Kasavery, was ist denn passiert?"

„Alkoholvergiftung. Wir pumpen ihm den Magen aus, halten den Kreislauf stabil, und dann kann er im Krankenhaus seinen Rausch ausschlafen. Die junge Frau mit dem Kind im Buggy hat ihn gefunden, vielleicht kennt sie den Jungen."

Kleintaler ging zu der jungen Mutter und stellte sich vor. „Können Sie mir sagen, was passiert ist? Der Bub ist doch höchstens erst zwölf und schon im Vollrausch?"

„Grüß Gott, ich bin die Johanna Denzler und war mit meinem Severin hier am See spazieren. Als ich zum Kinderspielplatz eingebogen bin, sah ich drei Jugendliche, alle zwei, drei Jahre älter als der Konstantin. Also der betrunkene Junge heißt Konstantin Wagner und stammt von da drüben her – sie deutete auf ein gegenüberliegendes, kleines Anwesen. Als ich kam sind die drei mit ihren Fahrrädern fluchtartig abgehauen und haben den Konstantin allein gelassen. Ich habe dann die Rettung und Sie angerufen."

Kleintaler bedankte sich, ließ sich Johanna Denzlers Personalien geben und sah sich dann auf dem Spielplatz genauer um. Er entdeckte mehrere Flaschen harmloser Softgetränke, in die jedoch Wodka gemischt worden war, wie eine Riechprobe ergab. Er sammelte die Fundstücke ein, deponierte sie in seinem Wagen und ging dann zum Elternhaus von Konstantin Wagner. Er informierte die Mutter über den Vorfall, die mit ihrem Sohn, der bereits wieder bei Bewusstsein war, ins Krankenhaus nach Waldkirchen fuhr. Der Kommissar verfasste in seinem Büro ein kurzes Protokoll über den Vorgang und entließ sich selbst in den Feierabend.

Kleintaler hatte sich an diesem Nachmittag frei genommen, um zum ersten Mal in diesem Jahr mit Franz Stein eine Runde Golf zu spielen. Nun saßen sie bei einem Weißbier im Biergarten des „Golfstüberls" und unterhielten sich.

„Ich spiele ernsthaft mit dem Gedanken, Waldkirchen für immer den Rücken zu kehren. Irmi ist tot, ihr Mörder wird vermutlich nie gefasst werden. Und hier werde ich immer wieder an die grauenvolle Tat erinnert. Außerdem habe ich bis heute noch keine Antwort über meine Zukunft am Freyunger Krankenhaus erhalten. Von Frau Dr. Heroldsbacher kam bisher noch gar nichts, obwohl wir Chefärzte uns regelmäßig mit ihr treffen. Weißt du, Ärzte werden bundesweit gesucht, Chefärzte sogar händeringend. Ich brauche mir also um meine berufliche Zukunft keine Gedanken machen."

Kleintaler trank einen Schluck Weißbier und räusperte sich. „Franz, ich muss dir jetzt ein Geheimnis verraten, weil du als mein bester Freund es wissen musst. Und weil ich mit dir darüber reden will." Er stockte kurz. „Ich hatte ein Verhältnis mit Katharina Heroldsbacher!" Franz Stein, der gerade sein Weißbierglas anhob, stellte es so abrupt auf die Tischplatte zurück, dass das Bier herausspritzte.

„Nein, das glaube ich dir nicht! Du und die Heroldsbacher, nein, du nimmst mich auf den Arm!" Als er in das Gesicht seines Freundes sah, wurde ihm klar, dass der die Wahrheit sagte. „Was hat dich nur geritten? Du bist seit fünfundzwanzig Jahren glücklich verheiratet! Warum dann das?"

„Kleintaler erzählte ihm nun haarklein, wie die Beziehung angefangen hatte, von den Tagen in Regensburg und auch die Beendigung des Verhältnisses. „Katharina ist nicht nur eine schöne und kluge, sondern eine wirklich wunderbare Frau. Aber wir haben uns beide gegen eine gemeinsame Zukunft entschieden."

„Ich weiß, du sahst ihre großen, schwarzen Augen mit dem um Hilfe suchenden Blick und ihren vorzüglichen Hintern – und dann war es um dich geschehen. Schos, ich habe mich mit der Karrierefrau Dr. Heroldsbacher genau beschäftigt. Sie ist kalt, herzlos und geht über Leichen. Das haben mir die Kollegen in Erlangen bestätigt und ein früherer Kommilitone auch. Ich wollte nämlich genau wissen, wen sich unser Herr Landrat da ins Boot geholt hat. Glaube mir, wenn die mit unseren Krankenhäusern fertig ist, werden sich einige die Augen reiben. Aber wie soll es bei dir jetzt weitergehen?"

„Es bleibt alles beim Alten. Und spätestens 2018 wird Katharina den Landkreis verlassen und sich ein anderes Krankenhaus suchen, um es zu modernisieren."

„Das glaubst du doch selbst nicht. Die hat dich ab sofort in der Hand. Du bist erpressbar geworden. Entweder du tanzt nach ihrer Pfeife oder Marianne wird alles erfahren. Denk mal nach, was für Konsequenzen das für dich haben kann."

„Ich glaube, du täuschst dich. Du irrst dich in ihr. Katharina würde weder mir noch Marianne irgendetwas antun wollen. Dazu kenne ich sie zu gut."

„Gut, Schos, dir ist in deiner Blauäugigkeit momentan nicht zu helfen. Wenn ich etwas für dich tun kann, bitte sag es mir rechtzeitig."

Die beiden Freunde tranken ihr Weißbier aus und kehrten nach Waldkirchen zurück.

Die „kalte Sophie", die letzte der Eisheiligen, machte an diesem Montag ihrem Namen keine Ehre. Bereits um elf Uhr kletterte die Quecksilbersäule des Thermometers auf 23 Grad Celsius, und es versprach ein sehr warmer und sonniger Frühlingstag zu werden. Als kleine Nachfeier seines Geburtstages hatte Kleintaler Carlo Salerno und Monika Sauer zu einem traditionellen Weißwurstfrühstück ins Gasthaus „Meindl" eingeladen. Das saßen sie nun in dem kleinen, gemütlichen Biergarten mitten am Marktplatz, vor sich eine dampfende Schüssel mit frischen Weißwürsten, frischen Laugenbrezeln und dem berühmten süßen Senf. Kleintaler trank ein alkoholfreies Weißbier, seine jungen Kollegen bevorzugten eine Saftschorle.

„Wissen Sie", begann Kleintaler die Unterhaltung, „Geduld ist die Haupttugend, die ein Polizist mitbringen muss. Er sollte warten können, denn irgendwann einmal ergeben sich neue Anhaltspunkte wie von selbst, sind die Indizien so klar, dass ein Fall gelöst werden kann."

„Naja, Herr Kleintaler, in unserm Fall warten wir aber schon sehr lange auf die Ermittlungsergebnisse unserer Münchner Kollegen. Die könnten echt ein wenig schneller arbeiten."

„Frau Sauer, wichtig ist, dass sie genau ermitteln, und das braucht eben Zeit."

„Chef, vielleicht kann ich die Stimmung etwas aufhellen." Carlo Salerno fischte sich die dritte Weißwurst aus der Schüssel und entfernte mit einem gekonnten Längsschnitt die Wurstpelle. „Sie haben mir doch diesen Artikel gegeben von dem Formel-1-Rennen in Brasilien. Könnten Sie mir bitte den Senf reichen? Ich habe mich also noch einmal mit den österreichischen Kollegen unterhalten und die haben mir gesagt, wo ich vielleicht den Wagen noch finden könnte. Die Frau Dr. Blechinger hat einen Bruder im Rottal und der hat einen sehr großen Bauernhof. Da bekanntlich ein Bauer nichts wegwirft, befindet sich der Wagen noch dort." Der junge Polizist biss ein großes Stück von seiner Brezel ab und sprach mit vollem Munde weiter. „Ich habe mit ihm Kontakt aufgenommen und war am Wochenende mit meinem Bekannten von der KTU in Nürnberg im Rottal. Der hat dann den Wagen untersucht." Carlo Salerno schob sich ein großes Stück Weißwurst in dem Mund. „Und jetzt kommt's! Die österreichischen Kollegen haben natürlich die Software des Cabrios untersucht und nichts Auffälliges gefunden. Allerdings war hinter dieser eine weitere Software versteckt und die war so programmiert, dass ab einer bestimmten Geschwindigkeit, der Wagen weiter beschleunigt und die Bremsen versagen. Das war Gundula Blechingers Todesurteil. Nach dem Unfall wurde die Software wieder gelöscht, und daher kam der fehlende Kilometer. Den Bericht der KTU bekommen wir noch in dieser Woche."

„Sehr gute Arbeit, Carlo, dann war das also auch Mord und kein Unfall. Und woher bekommt man eine so spezielle Software? Wohl kaum im Handel, eher im Darknet?"

„Weder noch, Chef, die war ein Unikat. Von einem Profi entwickelt, speziell für Frau Dr. Blechinger. Mag noch jemand die letzte Weißwurst? Wenn nicht, dann esse ich sie."

Nachdem die letzte Weißwurst gegessen und die letzte Laugenbrezel verzehrt war, kehrten die Polizisten in ihre Dienststelle zurück.

„Man muss nur laut genug schimpfen, so laut, dass die es in München hören, und schon geht etwas weiter. Herr Kleintaler, die Münchner Kollegen haben uns mit ausreichend Arbeit versorgt. Ich maile Ihnen die Unterlagen gleich rüber. Nach ein paar Mausklicks hatte der Kommissar den Lebenslauf von Stefan Schaller auf seinem Bildschirm. Er war am 15. Februar 1971 in München geboren, im November 1973 kam seine Schwester Eva auf die Welt. Im Sommer 1978 verunglückten die Eltern bei einer Bergtour tödlich, und die

Kinder wurden einer Pflegefamilie zugewiesen. Nach seinem Real-schulabschluss begann er im August 1987 eine Lehre als Elektroniker in einem kleinen Familienbetrieb. Die Mechatronik-Meisterprüfung hatte er erst 2001 abgelegt. Seit 1996 arbeitet er ununterbrochen bei der Firma „LASTON". Er wohnt in Neuperlach, Carl-Wery-Straße 139, in der Nähe seines Arbeitsplatzes. Es ist kein Fahrzeug auf ihn zugelassen, er besitzt jedoch seit 1989 einen Führerschein. Er ist außerdem nicht vorbestraft. Ein Detail fand der Kommissar beson-ders interessant. Stefan Schaller hatte im Jahr 2006 seine Schwester Eva für tot erklären lassen, sie war 1996 ertrunken.

Kleintaler loggte sich in das Bayerische Polizeiarchiv ein und fand tatsächlich einen Hinweis auf diesen Unfall. Am Freitag, dem 26.Juli 1996 waren Stefan Schaller und seine Schwester Eva mit einer Bekannten an der Wittelsbacher Brücke an der Isar zum Baden gewe-sen. Eva Schaller war mit einer Freundin schwimmen gegangen, als sie plötzlich unterging. Die Freundin habe noch versucht, nach ihr zu tauchen, jedoch sei die Strömung zu stark gewesen und habe die junge Frau abgetrieben. Sofort eingeleitete Rettungsversuche von Polizei und DLRG blieben erfolglos. Die Leiche von Eva Schaller wurde allerdings nie gefunden. Dem knappen Bericht war auch ein Bild der Verunglückten beigefügt. Es zeigt eine brünette, sehr schlanke Frau mit einem hübschen, ovalen Gesicht, die deutlich jünger wirkte als dreiundzwanzig Jahre. Kleintaler druckte den Bericht aus und legte ihn in den Akt. Anschließend ließ er sich mit der Redaktion des „Münchner Tagesspiegels" verbinden. Nach mehrmaligem Verbleib in der Warteschleife landete er endlich dort, wo er auch hinwollte, im Archiv der Zeitung.

„Polizei Waldkirchen, Kommissar Kleintaler. Ich suche Informati-onen zum Tod einer jungen Frau, die am 26.Juli 1996. in der Isar ertrunken ist. Haben Sie damals in Ihrer Zeitung darüber berichtet?"

Es dauerte und dauerte! „Ja, gnädige Frau, ich bin noch dran. Es gab am Tag darauf einen kurzen Unfallbericht in Ihrer Zeitung. Darin wurden keine Namen der Betroffenen erwähnt. Ach so, Sie haben sich an den offiziellen Polizeibericht gehalten und da tauchen normalerweise keine Namen auf. Schade, aber trotzdem vielen Dank und einen schönen Tag."

Der Kommissar blickte in die Runde. „Naja, einen Versuch war es wert, aber man kann ja nicht immer Glück haben, das wissen wir bereits. Wenn ich mir die Informationen so ansehe, dann glaube ich langsam, dass dieser Stefan Schaller nicht unser Mann ist."

„Herr Kommissar, ich habe mir einen groben Überblick über Schallers Smartphone-Verbindungen verschafft und da fällt mir auf, dass mir nichts auffällt und das macht ihn auffällig."

„Frau Sauer, können Sie Ihre sibyllinischen Äußerungen einem einfachen Niederbayern ausdeuten?"

„Dieser Stefan Schaller ist ein Mann Mitte Vierzig, unverheiratet, keine Kinder und wie es aussieht auch keine Freundin. Es gibt ein paar Nummern, die er regelmäßig anruft oder von denen er regelmäßig angerufen wird. Das sind außer den Arbeitskollegen der Firma „LASTON", ein sehr guter Freund – vermute ich – ein Anton Dreher. Mit ihm telefoniert er sehr häufig, auch an den Wochenenden. Ansonsten scheint er sich fast ausschließlich in München aufzuhalten. Ab und zu findet sich sein Smartphone im Bereich Walchensee, Benediktenwand eingeloggt, vermutlich geht er ab und zu Bergwandern. Aber es gibt kaum einen Hinweis darauf, dass er jemals in Niederbayern oder in Franken gewesen ist. Deshalb habe ich vorhin mit der Sekretärin von „LASTON" telefoniert und nachgefragt, wo Herr Schaller in den letzten Jahren in Bayern schon Fahrstühle eingebaut oder gewartet hat. Ich nehme es gleich vorweg: Waldkirchen war nicht dabei, Freyung auch nicht, aber Ingolstadt, Augsburg, Freising, Landshut, um nur ein paar Städte zu nennen, in denen Schaller war, wovon sich aber nur sehr wenig Gespräche auf seiner Telefonliste wiederfinden. Daher vermute ich, dass, es neben diesem Smartphone noch ein Telefon gibt. Deshalb frage ich mich: Was hat der Mann zu verbergen?"

„Clever kombiniert Frau Sauer. Ich weiß keine Antwort. Übrigens Carlo, was macht das aktuelle Bild von Hans-Otto Hahn? Und was treibt unser Amerikaner?"

„Chef, das aktuelle Bild dauert. Meine Bekannte sagt, dass der scheinbar nie zuhause ist. Sie bleibt aber dran. Beim Amerikaner tut sich gar nichts. Die Jungs vom „ Blautopf – Tauchen" sind wieder abgereist und Michael J. arbeitet im Garten. Allerdings hat er sich heute Morgen wieder mit Pfarrer Flachauer zum Kaffeetrinken getroffen."

„Frau Sauer, versuchen Sie doch einmal bei den Jugendämtern in München herauszufinden, bei welchen Pflegeeltern Stefan und Eva Schaller untergebracht waren. Vielleicht leben die noch."

Kleintaler verließ die Dienststelle und fuhr zum Krankenhaus. Wenige Minuten später saß er seinem Freund gegenüber, der von dem Besuch überrascht war. „Was ist der Grund deines plötzlichen Besuchs? War ich dir bei unserem letzten Gespräch zu offen? Oder magst du einfach nur einen Espresso?"

„Danke nein, ich habe keine Zeit zum Kaffeetrinken. Vielleicht hast du ja Recht. Mir geht unser letztes Gespräch nicht mehr aus dem Kopf. Ich kann mich doch nicht so gravierend in Katharina getäuscht haben. Du stellst sie als Megäre dar, als ein rachsüchtiges, furienhaftes Weib. Ich habe sie als eine tief empfindende, leicht verletzbare und durch und durch liebenswerte Frau kennengelernt. Du hast mir erzählt, dass ein ehemaliger Kommilitone von dir sie als eine Frau erlebt hat, die über Leichen geht. Kannst du mir den Namen dieses Mannes geben, ich würde mich gerne einmal mit ihm unterhalten. Damit ich Klarheit bekomme."

Der Arzt holte einen Din-A5-Ordner aus seinem Schreibtisch, der ausschließlich Visitenkarten enthielt, zog eine aus der Klarsichthülle und reichte sie ihm. „Professor Dr. Julius Maywald ist selbständiger Wirtschaftsprüfer in München. Du kannst dich gerne auf mich berufen. Ich bin mir sicher, er wird dir über Frau Dr. Heroldsbacher das Gleiche erzählen wie ich. Als dein Freund würde ich dir allerdings wünschen, dass es nicht so wäre."

Kurz vor acht Uhr parkte Georg Kleintaler an diesem Dienstagmorgen seinen Wagen wenige Meter vor der Notaufnahme des Waldkirchner Krankenhauses. Marianne verabschiedete sich mit einem Kuss auf die Wange und wollte gerade aussteigen, als ihr noch etwas Wichtiges einfiel. „Das habe ich dir ja noch gar nicht gesagt. Ich war doch gestern in der Pfingstmesse und da hat kurz vor dem Schlusssegen Pfarrer Flachauer verkündet, dass in den kommenden zwei Wochen die Kirche wegen Renovierungsarbeiten geschlossen ist und der Gottesdienst in der Karoli-Kapelle stattfindet. Weißt du was Näheres?"

„Keine Ahnung, aber wenn es dich interessiert, werde ich mal nachfragen. Vielleicht nutzen sie die warme Jahreszeit, um die Heizung für den kommenden Winter fit zu machen. Im vergangenen ist sie ja mehrmals ausgefallen. Wenn ich etwas herausfinde, sage ich es dir heute Abend. Und jetzt wünsche ich dir einen guten Start in die neue Arbeitswoche. Vermutlich ist deine Pfingsterholung in einer Stunde genauso vorbei wie meine."

Wenige Minuten später betrat der Kommissar sein Büro. Carlo Salerno und Monika Sauer begrüßten ihn. „Morgen Chef, na, haben Sie die Feiertage gut überstanden?"

„Bestens, Carlo, und Sie? Waren Sie zu Besuch in Ihrer fränkischen Heimat?"

„Aber sicher, Chef! Ich lasse mir doch Mamas Schäuferla nicht entgehen und den frischen Spargel auch nicht!"

„Du hast wirklich nur das Essen im Kopf, Carlo", meldete sich nun auch Monika Sauer zu Wort. „Übrigens, Herr Kleintaler, wir haben Nachrichten aus München. Das Jugendamt hat geantwortet. Danach sind die Eltern von Stefan und Eva Schaller – Josef und Elfriede

Schaller – am Sonntag, dem 27. August 1978, um 7 Uhr morgens zur „Großen Zinne" in Südtirol aufgestiegen. Am Vormittag schlug das Wetter um, es begann zu regnen. Bei dem Versuch, im sogenannten „Glatten Kamin" in eine steile Scharte, also in eine Verengung zu klettern ist Elfriede Schaller abgerutscht. Ihr Mann hat vergeblich versucht sie zu sichern. Als dann noch ein Sicherungskarabiner ausriss, stürzten beide ab und waren auf der Stelle tot. Die Kinder, die in einer Pension geblieben waren, wurden zunächst von den italienischen Behörden betreut, dann an das Jugendamt in München übergeben. Die Zeit bis zum Februar 1979 verbrachten sie in einem Kinderheim in München. Anschließend wurden sie bei der Pflegefamilie Normann in München untergebracht."

„Frau Sauer, steht das alles im Bericht des Jugendamtes oder hat gerade Ihr Alpinistinnenherz etwas höher geschlagen?"

„Herr Kleintaler, das haben damals die italienischen Behörden mitgeteilt. Aber Sie haben schon Recht, ich bin selbst schon diese Route geklettert, und der „Glatte Kamin" ist wirklich schwierig zu durchsteigen. Da geht es ganz schön abwärts. Aber das ist noch nicht alles. Die Familie Karl und Antonia Normann gibt es noch, sie wohnen in der Karl May-Straße 81 in Mittersendling. Eine Telefonnummer ist auch angegeben. Ich schicke Ihnen alles rüber."

Der Kommissar bedankte sich und wählte die Münchner Nummer.

„Normann."

„Kommissar Kleintaler, Polizeistation Waldkirchen, guten Morgen. Spreche ich mit Herrn Karl Norman?"

„Ja, Karl Normann, Polizei Waldkirchen? Worum geht es denn?"

„Nicht erschrecken, Herr Normann, ich bearbeite gerade einen Fall, indem auch die Namen Stefan und Eva Schaller aufgetaucht sind.

Unsere Nachforschungen haben ergeben, dass die beiden einst ihre Pflegekinder waren. Stimmt das?"

„Das ist richtig. Sind die beiden in ein Verbrechen verwickelt? Wundern würde es mich nicht. Die hatten es faustdick hinter den Ohren."

„Wissen Sie nicht, Herr Normann, dass Eva Schaller 1996 ertrunken ist?"

„Nein, das wusste ich nicht. Es ist aber auch nicht verwunderlich, denn als Stefan volljährig wurde, ist er sofort bei uns ausgezogen und seine Schwester mit ihm. Wir hatten seitdem überhaupt keinen Kontakt mehr. Ich glaube, wir haben für sie als Eltern überhaupt nie wirklich existiert. Meine Frau leidet heute noch darunter."

„Herr Normann, ich würde mich sehr gerne persönlich mit Ihnen und Ihrer Frau unterhalten. Wann würde es Ihnen denn passen?"

„Herr Kleintaler, wir sind fast immer zuhause. Wenn Sie einen Tag vorher anrufen, machen wir einen Termin fest."

Kleintaler verabschiedete sich und wählte die Nummer von Professor Dr. Julius Maywald. Seine Sekretärin bat ihn, am Telefon zu bleiben, da Dr. Maywald zwar noch in einem Gespräch sei, der Besucher aber schon am Gehen wäre. Der Kommissar trug sein Anliegen vor und vereinbarte mit dem Wirtschaftsprüfer ebenfalls einen Besuchstermin. Dann wandte er sich an Carlo Salerno: „Meine Frau hat mir heute Morgen mitgeteilt, dass in dieser und der nächsten Woche unsere Stadtpfarrkirche wegen Renovierungsarbeiten geschlossen bleibt. Pfarrer Flachauer hat die Gottesdienste in die Karoli-Kapelle verlegt. Vielleicht können Sie herausbekommen, was renoviert wird und ob daran unser Amerikaner beteiligt ist."

München, Dienstag, 13. Juni 2017

Georg Kleintaler parkte seinen Wagen in der Karl May-Straße, einer ruhig gelegenen Seitenstraße, vor dem Anwesen Hausnummer 81. Die kleinen, sich einander gleichenden Einfamilienhäuser stammten aus den frühen fünfziger Jahren, wie die Spitzgiebeldächer bewiesen. Garagenauffahrt und Vorgarten ließen auf ein frühes amerikanisches Vorbild schließen. Als er sich der Eingangstüre näherte, wurde diese bereits geöffnet. Der Kommissar wurde erwartet. In der Tür stand Karl Normann, ein groß gewachsener, schlanker Mitsiebziger, braun gebrannt mit vollem weißem Haar. Er streckte ihm die Hand zur Begrüßung entgegen. „Guten Morgen, Sie müssen der Kommissar sein, kommen Sie doch herein und behalten Sie bitte die Schuhe an." Er führte ihn ins Wohnzimmer, wo bereits seine Ehefrau wartete. Auch sie war schlank, sportlich gekleidet und ebenfalls braun gebrannt. Sie trug ihre grauen Haare kurz und wirkte deutlich jünger als ihr Mann. Normann bat Kleintaler an einem üppig gedeckten Frühstückstisch Platz zu nehmen.

„Sie haben eine lange Anreise hinter sich, deshalb dachten wir, sollten Sie sich erst einmal stärken. Frau Norman schenkte Kaffee ein und ihr Mann hielt Kleintaler den Brötchenkorb hin. Nach einem ausgiebigen Frühstück kam Kleintaler auf sein eigentliches Anliegen zu sprechen.

„Herr Normann, Sie haben im Februar 1979 die beiden Pflegekinder Stefan und Eva Schaller zugesprochen bekommen. Wie verliefen denn die ersten Monate für die Kinder in ihrem neuen Zuhause?"

„Wenn Sie gestatten, Herr Kommissar, möchte ich etwas weiter ausholen. 1979 waren meine Frau und ich 26 und 34 Jahre alt, damals eigentlich zu jung um Pflegeeltern sein zu dürfen. Heute ist das Gott sei Dank anders. Wir haben sehr jung geheiratet und bald war uns klar, dass wir keine eigenen Kinder bekommen würden. Wir stellten uns also als Pflegeeltern zur Verfügung und bekamen im Februar

Stefan und Eva zugesprochen. Stefan war damals acht Jahre alt und Eva sechs. Die beiden waren vom Verlust ihrer Eltern noch völlig traumatisiert und sprachen kein Wort mit uns. Das änderte sich zwar im Lauf der Zeit, aber wir wurden von ihnen nie als Eltern akzeptiert. Ich habe als Verwaltungsangestellter wirklich gut verdient, wir sind jedes Jahr nach Italien in Urlaub gefahren, und den Kindern hat es an nichts gefehlt. Wir haben die beiden wirklich wie leibliche Kinder behandelt, aber wir hatten immer das Gefühl, sie würden das alles nicht wertschätzen, sondern es nur über sich ergehen lassen."

„Stefan hatte in der Schule keine Freunde", meldete sich nun Frau Normann zu Wort, „und Eva galt, als sie eingeschult wurde, sehr schnell als Eigenbrötlerin. Die beiden verbrachten ihre gesamte Freizeit nur miteinander, sie steckten immer zusammen, waren ein verschworenes Duo. Das änderte sich auch nicht, als Stefan in die Lehre ging oder als Eva in die Pubertät kam. Mein Mann und ich hatten schon Bedenken, ob sich da nicht auch sexuell etwas zwischen den beiden abspielen würde, aber unser Verdacht wurde nie bestätigt. Wir haben nichts Derartiges bemerkt. Sicher ist aber, dass Stefan seine Schwester abgöttisch geliebt hat. Er hätte alles für sie getan, wirklich alles. Er war ihr fast schon hörig."

„Das Ende unserer Pflegschaft ist schnell erzählt." Karl Normann schenkte dem Kommissar und sich noch eine Tasse Kaffee nach. „Am 15.Februar 1989 wurde Stefan volljährig. Am nächsten Tag zogen er und seine Schwester aus. Stefan hatte das alles hinter unserem Rücken vorbereitet.Das Jugendamt genehmigte den Umzug von Eva Schaller in die Wohnung ihres Bruders. Seitdem haben wir von den beiden nichts mehr gehört und sie auch nie mehr wiedergesehen. Wir haben danach auch keine Pflegekinder mehr aufgenommen."

„Das ist bitter", bemerkte der Kommissar. Er zog nach einer Weile des Schweigens zwei Bilder aus seiner Sakkotasche und legte sie auf den Frühstückstisch. „Schauen Sie sich die Bilder bitte genau an und sagen Sie mir ob, Sie jemanden darauf wiedererkennen."

„Ich habe den Stefan seit achtzehn Jahren nicht mehr gesehen, aber so könnte er heute aussehen", bestätigte Antonia Normann.

„Die junge Frau könnte Eva sein. Eine gewisse Ähnlichkeit ist vorhanden. Doch wie meine Frau sagt, Eva war damals sechzehn und wir haben sie bis zu ihrem Tod nicht mehr gesehen."

Kommissar Kleintaler bedankte sich bei den beiden für das ausgezeichnete Frühstück und die Auskünfte, die ihm weitergeholfen hatten. Als er schon in der Diele stand, hielt ihn Antonia Normann am Arm fest. Kleintaler sah, dass sie weinte. „Herr Kommissar, auch wenn wir zu Stefan keinen Kontakt haben und Eva tot ist, sie waren doch unsere Kinder. Sagen Sie mir ehrlich, haben sie etwas Schlimmes angestellt?"

„Frau Normann, ich weiß es noch nicht. Ich bearbeite in Waldkirchen ein paar mysteriöse Mordfälle. Bei den Ermittlungen sind die Namen ihrer ehemaligen Pflegekinder aufgetaucht. Ich gehe bis jetzt noch davon aus, dass es ein Zufall ist und die beiden nichts damit zu tun haben. Aber Sie könnten mir noch eine letzte Frage beantworten: Wie würden Sie Evas Charakter denn beschreiben?"

„Eva konnte, wenn Sie etwas wollte, äußerst liebevoll und charmant sein. Sie zog dann alle Register, wirklich alle, die ihr als junges Mädchen zur Verfügung standen. Es tut mir leid, wenn ich das jetzt sagen muss: Im Grunde ihres Herzens war sie jedoch eiskalt, berechnend und fürchterlich nachtragend. Stefan hat das häufig zu spüren bekommen."

Kleintaler verabschiedete sich nun endgültig und parkte eine halbe Stunde später seinen Wagen in der Tiefgarage am Sendlinger Tor. Die Sekretärin von Professor Julius Maywald begrüßte ihn, führte ihn in ein hypermodern eingerichtetes Besprechungszimmer und bot Kaltgetränke an. Wenige Minuten später erschien der freischaffende Wirtschaftsprüfer. Maywald war knapp zwei Meter groß, schlank und durchtrainiert. In seinem dunkelgrauen Businessanzug wirkte er wie gerade einem Herrenmodekatalog entstiegen. Kleintaler stellte sich und sein Anliegen vor.

„Wie geht es denn dem Franz? Er hat mich vor ein paar Tagen angerufen und ihr Kommen avisiert. Sie sind, wie er mir sagte, schon länger befreundet und spielen Golf miteinander. Als ich den Franz in München kennengelernt habe, war er schon fast mit seinem Medizinstudium fertig. Ich war damals beinahe noch Studienanfänger, aber wir haben auch Sport miteinander gemacht: Wir sind zusammen gerudert. Das verbindet. Ab und zu treffen wir uns hier in München auf ein Bier. Ich bin froh, dass der Kontakt nie ganz abgebrochen ist. Franz sagte mir, dass Sie in dem Mordfall an seiner Verlobten ermitteln. Das ist ja ein schreckliches Verbrechen, und der Franz tut mir unendlich leid, aber was hat denn die Katharina Heroldsbacher damit zu tun?"

„Gar nichts, da bin ich mir sicher. Ich kenne Frau Heroldsbacher recht gut und schätze sie sehr, aber der Franz hat keine gute Meinung von ihr. Deshalb wollte ich mich mal mit jemandem unterhalten, der sie von früher her kannte. Über den Franz bin ich dann auf Sie gestoßen."

„Herr Kleintaler, ich will kein Blatt vor den Mund nehmen. Ich habe 1992 mit dem Studium der Wirtschaftswissenschaften an der Ludwig-Maximilians-Universität in München begonnen und ich stand kurz vor meinem Abschlussexamen, als ich Katharina Heroldsbacher kennenlernte. Es war auf einer Fakultätsfete. Auch die Professoren waren da. Katharina war – wie ich später erfuhr – durch eine Klausur gerasselt und holte sich ihren Schein jetzt auf ihre Weise. Ich suchte die Toilette und öffnete die falsche Tür. Da sah ich sie, wie sie vor dem Professor kniete – wie einst Monica Lewinsky vor dem amerikanischen Präsidenten. Ich bekam später noch mit, dass dies ihre gängige Praxis war. Sie ervögelte sich ihr studentisches Fortkommen und am Ende auch ihr Examen. Ich habe die Frau außer an diesem Tag nie mehr gesehen."

Kleintaler hatte – auch wenn es ihm schwer gefallen war – den Ausführungen von Dr. Maywald in aller Ruhe zugehört. Er stand auf und reichte ihm die Hand. „Danke für Ihre Offenheit, Herr Professor. Das Gehörte hat mich schon umgehauen. Aber vielleicht ändern sich Menschen mit den Jahren. Ich wünschte es mir. Jetzt möchte ich Ihre wertvolle Zeit aber nicht mehr länger in Anspruch nehmen." Kleintaler wandte sich zum Gehen, griff aus einem unerklärlichen Grund in seine Sakkotasche und zeigte Dr. Maywald das Bild der toten Eva Schaller. „Kennen Sie zufällig diese Frau?" Die Antwort traf ihn wie ein Faustschlag.

Kleintaler wusste nicht, wie er den Weg zur Tiefgarage und zur Deggendorfer Autobahn gefunden hatte, so hatte ihn die Antwort des Wirtschaftsprüfers erschüttert. Er hatte die Abfahrt zum Münchner Flughafen gerade passiert, als sein Smartphone sich meldete. Carlo Salerno rief an. „Chef, ich stehe hier am verschlossenen Seiteneingang zum „Bayerwalddom" und von drinnen klingen grausame Geräusche heraus, so als würde die ganze Kirche eingerissen. Ich weiß nicht wer sich in der Kirche befindet, denn es stehen überhaupt keine Fahrzeuge auf dem Parkplatz. Was soll ich machen? Das Schloss aufbrechen und reingehen?"

„Nein auf gar keinen Fall. Sie beobachten nur, und wenn sich etwas tut, filmen Sie es. Ich bin in eineinhalb Stunden wieder in Waldkirchen und dann sehen wir uns die Sache mal gemeinsam an." Kleintaler drückte das Gaspedal durch und lernte weitere Vorzüge seines neuen SUV kennen.

Neunzig Minuten später stellte er seinen Wagen auf dem kleinen Parkplatz vor dem Seiteneingang der Stadtpfarrkirche ab. Carlo eilte auf ihn zu. „Gut, dass Sie kommen! Bis eben war ein permanentes Hämmern zu hören, so als wollten sie die Kirche einreißen. Aber ich habe keinen Schimmer, wer da hämmert! Soll ich in der Dienststelle anrufen? Brauchen wir Verstärkung?"

„Nein danke, wir schaffen das alleine. Ich bin gerade durch die Chorreihe gefahren. Am Pfarrhaus steht Rodings Wagen, und die

„Blautopf-Taucher" sind auch wieder hier. Außerdem parkt noch ein Firmenfahrzeug vom „Hausmeisterteam Felsmeier" davor. Die sind alle über das Pfarrhaus in die Kirche gelangt, deshalb konnten Sie auch niemanden sehen."

„Und was machen wir jetzt?"

„Wir schauen uns mal an, was da drinnen wirklich vor sich geht."

„Und wie kommen wir rein?"

„Der kluge Polizist denkt mit, Carlo!" Kleintaler holte ein blau lackiertes Nageleisen aus seinem Wagen und ging zum Haupteingang. Das bekannte Modehaus hatte bereits geschlossen, deshalb befanden sich nur noch wenige Passanten am oberen Marktplatz. Die beiden stiegen ungestört die Stufen zum Haupteingang hinauf. „Wenn wir drin sind, warten wir vor der oberen Pendeltür und schauen uns die Chose erst einmal aus sicherer Entfernung an. Sie bleiben bitte hinter mir." Kleintaler setzte das Nageleisen an. Die alte Portaltüre leistete nur geringen Widerstand. Mit einem leisen Knarren sprang sie auf. Geduckt schlichen die beiden Polizisten die Granitstufen bis zur zweiten Pendeltür nach oben und blickten durch einen schmalen Spalt in das Kircheninnere. Alles schien ruhig, Kleintaler konnte niemanden entdecken. „Wir gehen jetzt rein, Carlo! Sie halten sich rechts, ich links! Wir schauen, dass wir bis zu den Säulen vor dem Hauptaltar unentdeckt bleiben! Okay?" Carlo Salerno nickte.

Der Kommissar gelangte schnell und unentdeckt bis zum Marienaltar. Mit einem flehenden Blick bat er die spätgotische Madonna um Beistand. Aus den Augenwinkeln sah er, dass auch Carlo seinen Platz eingenommen hatte. Er überwand die Stufen zum Hauptaltar mit wenigen Schritten und warf dann einen Blick dahinter. Der schmale Raum war von zwei Baustrahlern hell erleuchtet. Von der Wand war der gesamte Putz abgeschlagen, aus dem Mauerwerk war eine schmale Öffnung herausgebrochen worden.

Vermutlich handelte es sich um eine alte Tür, die bei früheren Renovierungen zugemauert worden war. Dort stand Pfarrer Flachauer und schien zu warten. Der Kommissar gab seinem Kollegen ein Zeichen, an seinem Standort zu bleiben. Kleintaler trat neben den Stadtpfarrer.

„Können Sie mir sagen, was da gerade vor sich geht", flüsterte er?

„Mit etwas Glück können Sie gleich an einem historischen Moment teilhaben."

Kleintaler sah, dass hinter der herausgebrochenen Tür eine schmale, steile Treppe in einen darunterliegenden leeren, quadratischen Raum führte, der ebenfalls von einem Baustrahler ausgeleuchtet wurde. Offensichtlich war dieser Teil der Kirche unterkellert. In dem grellen Licht war ein niedriger Gang zu erkennen, der scheinbar ins Nichts führte. Aus diesem Nichts drangen nun merkwürdige Geräusche. Metallisches Scheppern, dumpfes Ächzen und Stöhnen sowie das Quietschen von schlecht geölten Rädern. Ein unwirkliches Szenario im Schein mehrerer flackernder Lichtkegel. Kleintaler glaubte, seinen Augen nicht zu trauen, bei dem Schauspiel, das sich ihm jetzt bot. In diesem Gang tauchte nun eine maskierte Person auf, die eine mit Zeltplanen abgedeckte, verschimmelte Holzkiste auf einem Rollbrett hinter sich her zog, die von einer weiteren maskierten Person geschoben wurde. Die Kiste wurde in dem quadratischen Raum abgestellt, die Atemschutzmasken abgenommen. „Die „Blautopf-Taucher!", durchfuhr es Kleintaler. Er hatte keine Zeit, sich die Männer länger zu betrachten, denn erneut erschien eine maskierte Person, die wiederum eine alte abgedeckte Holzkiste auf einem Rollbrett hinter sich her zog, die wiederum von einem letzten Maskierten geschoben wurde. Als diese die Atemmasken abnahmen, erkannte Kleintaler Michael J. Rodin und Fritz Felsmaier.

„Michael, kannst du mir bitte erklären, was gerade hier abläuft?

Roding, der immer noch schwer atmete, trat auf Kleintaler zu und klopfte ihm auf die Schulter. „Wir haben Dekan Loraghis Kirchenschatz gefunden!"

„Genauer gesagt ist es der Kirchenschatz von Bernhard Linus, dem Erbauer der Karoli-Kapelle", ergänzte Pfarrer Flachauer, „denn der stammte aus Mailand und ihn verband eine lange Freundschaft mit Leopoldo de' Medici, der Kardinal in Florenz und Kunstsammler war. Linus hatte ihm durch seine Beziehungen als Händler einige interessante Kunstwerke zukommen lassen, die teilweise heute noch in den Uffizien ausgestellt sind, und er wurde seinerseits mit vielen wertvollen sakralen Gegenständen beschenkt, von denen die Medicis ja wirklich genug hatten. Hinzu kam, dass auch die Waldkirchner Bevölkerung die Kapelle mit wertvollen Opfergaben unterstützte. Bernhard Linus hat damit nie geprahlt, der Schatz geriet in Vergessenheit, bis Dekan Loraghi ihn als seinen Kirchenschatz vorstellte. Nach dem großen Stadtbrand galt er als verschollen, und Herr Roding hat ihn nun der Pfarrei zurückgebracht."

Kleintaler war an Michael J. Roding herangetreten, der sich ein breites Grinsen nicht verkneifen konnte. „Und wie bist du darauf gekommen, dass hier in diesen alten Gängen der Kirchenschatz liegen könnte?"

„Ich habe dir doch einmal meine Familiengeschichte erzählt. Vielleicht erinnerst du dich, dass Fritz Leisgang nach dem Tod seines Vaters, Johann Caspar Weinbuch, 1917 noch einmal nach Waldkirchen gekommen ist und seiner Mutter die Wahrheit über seinen angeblichen Tod erzählt hat. Bei dieser Gelegenheit hat er den gesamten schriftlichen Nachlass seines Vaters mit in die Staaten genommen, der sich heute in meinem Besitz befindet. Ich habe einen Brief von ihm gefunden, der mich auf die richtige Spur gebracht hat. Ich ahnte, wo sich der Schatz befinden könnte, deshalb wollte ich ja das Krankenhaus-Anwesen kaufen." Er holte einen Briefbogen aus seiner Jackentasche und reichte ihn dem Kommissar.

Waldkirchen, Anno Domini 1910, 16. April

Nachdem mein Sohn Heinrich Christoph Weinbuch bei einem Schiffsunglück sein nasses Grab in der offenen See gefunden hat, möchte ich für die Pfarrei Waldkirchen hinterlassen, wo sich der von Dekan Johann Anton Loraghi aus Italien nach Waldkirchen expedierte Kirchenschatz heute befindet.

Bei dem großen Stadtbrand von 1862 habe ich dem Pfarrvikar Matthias Pilsl geholfen, den in zwei Kisten verpackten Kirchenschatz in die geheimen Gänge, die von der Kirche in Richtung Passauer Straße führen, zu verstecken. Nachdem Pfarrvikar Pilsl bei dem Stadtbrand ebenfalls sein Leben verloren hat, bin ich der einzige, der das Versteck, einen Seitengang, kennt. Ich hoffe und wünsche mir, daß derjenige, der diese Zeilen liest, mithilft, den Kirchenschatz zu bergen um ihn seinen ursprünglichen Besitzern zurückzugeben, damit ich meinen Seelenfrieden finden kann.

Johann Caspar Weinbuch

Kleintaler reichte Roding die Briefkopie zurück. „Und wie geht das mit Ihrem Schatz jetzt weiter?", wandte er sich an Pfarrer Flachauer.

„Darf ich das übernehmen?", mischte sich nun einer der „Blautopf-Taucher" ins Gespräch, während sein Kollege schon den Durchgang zu der „Geheimkammer" mit einer Spezialfolie abdichtete. „Der Inhalt der Kisten wird von uns jetzt in vorbereitete Spezialbäder umgefüllt und verbleibt dort einige Tage, bis wir sicher sind, dass keine lebensgefährlich Sporen oder Keime anhaften. Nach der anschließenden Reinigung gehört er der Pfarrei Waldkirchen. Pfarrer Flachauer hat sich schon bei einer örtlichen Bank um ausreichend Tresorraum umgesehen."

„Ich hoffe, dass wir das alles zeitlich bis zu unserem Patronatsfest hinbekommen. An diesem Tag sollen schon ein paar Fundstücke der Öffentlichkeit vorgestellt werden. Wir werden dann auch zeitnah die Öffentlichkeit informieren. Bis dahin wollen wir aber Stillschweigen bewahren, und vor allem Gott danken."

Die beiden Polizisten blieben noch solange in der Kirche, bis der Schatz verpackt und von einer Sicherheitsfirma abtransportiert worden war. Dann fuhr Kleintaler nach Hause und versuchte die Ereignisse des vergangenen Tages bei einem Glas Weißbier zu verarbeiten.

Waldkirchen, Donnerstag, 29. Juni 2017

So ein Patronatsfest hatte Waldkirchen noch nie erlebt. Tatsächlich war es Pfarrer Flachauer gelungen, den Fund des „Loraghi-Schatzes" über einige Tage geheim zu halten, dann hatte eine bewusst lancierte Zeitungsmeldung die Bombe platzen lassen. Deshalb war es nicht verwunderlich, dass zum Fest von „Petrus und Paulus" neben der Heimatzeitung auch die überregionale Presse sowie jede Menge öffentlich-rechtlicher und privater Fernsehsender Aufnahmeteams nach Waldkirchen geschickt hatten, die nun genau dort den Marktplatz belagerten, wo der Festzug Aufstellung nehmen sollte.

Natürlich mussten auch die Kindergartenkinder im Festzug mitgehen. Und Tommy, der seit ein paar Tagen brav den KIGA in Waldkirchen besuchte, war an diesem Morgen vor Aufregung kaum zu bändigen. Bereits morgens um sechs Uhr hatte er Felix und mich geweckt, weil er seine neue Tracht anziehen wollte. Nach einer schnellen Katzenwäsche und einem noch schnelleren Frühstück wartete er dann in kurzer, brauner Lederhose, Trachtenhemd und weißen Sneakers darauf, dass wir endlich nach Waldkirchen fahren würden. Der Festzug nahm gegen 9 Uhr Aufstellung und pünktlich um 9.30 Uhr begann der Aufmarsch. Wir marschierten mit der Kindergartengruppe mit.

Die Stadtpfarrkirche war bis auf den letzten Platz gefüllt, die Empore musste wegen Überfüllung geschlossen werden. In den Seitenschiffen hatten die Kameraleute Aufstellung genommen, ihre Scheinwerfer tauchten den ehrwürdigen „Bayerwalddom" in grelles Licht. In den ersten Bänken saß die Prominenz. Landrat Lochner neben Bürgermeister Herzog, umringt von den Abgeordneten von Land- und Bundestag. Selbst der bayerische Ministerpräsident hatte seinen Kultusminister nach Waldkirchen geschickt. Dahinter warteten die Ehrenbürger, der Stadtrat, die Vorstände der Banken und Sparkassen sowie die Vereinsabgesandten auf den Gottesdienstbeginn. Für die Schüler und die Kindergartenkinder waren einige Bänke im Mittelteil der Kirche reserviert.

Pfarrer Flachauer zelebrierte zusammen mit dem Passauer Bischof und den dienstälteren Ministranten den Festgottesdienst. Schon bei der Eröffnung hatte ich Gelegenheit, mir die mit großartigem bunten Blumenschmuck festlich geschmückte Kirche genauer zu betrachten. Wenige Meter vor dem Altarraum, neben den Seitenaltären, waren zwei große Glasvitrinen aufgestellt, in denen goldenen Messkelche, Hostienschalen, Monstranzen und Kerzenständer ausgestellt waren. Ihnen galt natürlich mein Hauptinteresse. Nach dem Schlusssegen ergriff der Passauer Bischof das Wort und schilderte sehr sachlich die Geschichte des Waldkirchner Loraghi-Schatzes und sein Verschwinden beim großen Stadtbrand. Pfarrer Flachauer erläuterte anschließend, wie intensiv sich Michael J. Roding um die Auffindung und die Bergung der sakralen Gegenstände bemüht hatte – allerdings ohne auf seine Familiengeschichte näher einzugehen. Auch Bürgermeister Herzog dankte dem „Neubürger" für seine großartige Rolle bei der Schatzsuche. Er betonte, dass die gesamte Bevölkerung des Landkreises und vor allem das Waldkirchner Heimatmuseum von diesem Fund profitieren werde, da jetzt schon mehrere thematische Ausstellungen geplant seien. Der Pfarrgemeinderat lud alle Gottesdienstteilnehmer und die gesamte Waldkirchner Bevölkerung zu einem anschließenden Imbiss im Pfarrhof ein, natürlich erst, nachdem die Besucher die ausgestellten Exponate ausgiebig betrachtet hätten.

Nachdem sich die Stadtpfarrkirche geleert hatte, wurde sie für die Presse- und Kcamerateams freigegeben. Diese stürzten sich wie Hyänen auf Michael J. Roding, Pfarrer Flachauer und natürlich auf die „Blautopf-Taucher", die sich werbewirksam in Szene setzten und baten um Interviews. Die alten Hussitengänge standen ebenso im Blitzlichtgewitter wie die Geheimtür, die in den Kellerraum führte, und manche Journalisten krochen tatsächlich in die modrigen Gänge, um mehr Authentizität bei der Berichterstattung zu erzielen.

Ich saß nun mit Georg und Marianne, Monika und Carlo auf einer Bierbank im Garten des Pfarrhofes neben einem duftenden Rosenstrauch. Tommy spielte derweilen mit seinen neuen Kindergartenfreunden. Ich *hatte zwei Paar „Turnerwürstel"[*] mit Nudelsalat und ein Glas Orangensaft vor mir.*

„Freust du dich schon auf kommenden Montag?", fragte mich mein Dienstvorgesetzter.

„Du glaubst nicht wie. Nach vier Jahren Babypause freust du dich auf alles, was nichts mit Windeln zu tun hat, sogar auf die Zusammenarbeit mit dir, Schos."

„Übrigens, was macht die Aufklärung deiner Fälle?"

„Am Montag halten wir um 9 Uhr Dienstbesprechung – du kannst übrigens die Leberkässemmeln und das alkoholfreie Weißbier mitbringen. Dann werden wir dich über den genauen Stand unserer bisherigen Ermittlungen in Kenntnis setzen, und glaube mir, du wirst staunen, wie weit wir eigentlich schon sind. Ich denke, wir müssen nur noch etwas Geduld haben, denn wir sind der Lösung sehr nahe."

„Schau mal, Tina", machte mich Marianne aufmerksam, „kann es sein, dass unser „Schatzsucher" schon wieder etwas Neues aussheckt?" Und tatsächlich sah ich Bürgermeister Herzog, den Landrat und Roding, jeweils mit einem Glas Wasser in der Hand, heftig diskutierend beieinander stehen. Nach einer Weile schüttelten sie sich die Hände, und Roding steuerte, nachdem er sich an dem Getränkestand des Frauenbundes mit fünf Pilsfläschchen versorgt hatte, auf unseren Tisch zu. Er stellte sie vor uns hin und ließ sich ächzend auf der Bierbank nieder.

„Fang jetzt bloß nicht an zu jammern", warnte Kleintaler scherzhaft, „hättest du den Krempel dort gelassen, wo er seit über einhundertfünfzig Jahren gelegen ist, müsstest du dich nicht jetzt über die vielen Interviews aufregen. Außerdem, Michael, sag mal, bist du schon wieder dabei, etwas Neues auszuhecken? Was hattest du denn so Wichtiges mit Herzog und Lochner zu besprechen? Willst du jetzt doch noch das Krankenhaus kaufen?"

„Nein, nein, dear God, das interessiert mich überhaupt nicht mehr. Aber du weißt, dass ich ein „old digger", ein alter Goldgräber bin. Ich habe in Amerika viel Geld in eine Whiskey-Brennerei investiert und selbst schon Schnaps gebrannt. Ich habe bei meiner Schatzsuche an dem Kreisel an der Passauer Straße, an diesem sonnigen Hang, ein wunderbares Grundstück entdeckt. Ich habe die beiden gefragt, ob sie mir beim Kauf des Grundstücks behilflich sein könnten. Ich möchte dort nämlich eine große Whiskey-Brennerei aufbauen, mit Schaubrennen, fantastischer Gastronomie und einer Gondelbahn hinauf in euer berühmtes Modehaus. Das wäre doch auch ein großartiges touristisches Projekt, oder?"

„Und was haben sie zu deinen Plänen gesagt?", fragte ich neugierig.

„Sie wollen mich nach besten Kräften bei der Verwirklichung unterstützen, denn wer so viel Geld in Stadt und Landkreis investieren möchte, ist immer willkommen."

Als mein Tommy von einer Erzieherin an unseren Tisch gebracht wurde, bemerkte ich ironisch: „Da steht meinem jungen Mann ja noch einiges bevor: Whiskey aus dem Weißbierglas – da sehe ich ja jetzt schon blau für ihn in die Zukunft!"

[*Vgl. dazu: C. Kappl: „Glasfieber", S.60]

Waldkirchen, Montag, 3. Juli 2017

Nachdem ich Tommy an diesem sommerlichen Morgen im Kindergarten bei seiner geliebten Erzieherin abgeliefert hatte, betrat ich pünktlich um acht Uhr meine so lange vermisste Polizeidienststelle. Monika und Carlo waren gerade eingetroffen und dabei, mir einen bunten Blumenstrauß als Willkommengruß auf meinen Schreibtisch zu stellen. Der Kommissar kam wenige Minuten später, grüßte in die Runde und nahm mich in den Arm. „Schön, dass du wieder da bist. Ich freue mich auf unsere Zusammenarbeit. Das gilt auch für euch, Frau Sauer, Carlo. Ich bin wirklich stolz auf unser Team. Um 9 Uhr treffen wir uns im Besprechungsraum. Und jetzt an die Arbeit.“

„Dann kommen auch Leberkäs und alkoholfreies Weißbier. Und vielen Dank für den schönen Strauß, der freut mich ungemein“, ergänzte ich Kleintalers Ansprache. Ich fuhr meinen Rechner hoch und war überrascht, denn Monika hatte mir in chronologischer Reihenfolge sämtliche Ermittlungsergebnisse in den mysteriösen Todesfällen seit 2014 hochgeladen.

„Vielen Dank, Monika, da werde ich ja in den nächsten Stunden oder auch Tagen noch so einiges nachzuarbeiten haben. Aber wie ich so auf die Schnelle sehe, seid ihr in allen Fällen schon sehr weit gekommen.“

„Stimmt“, warf Carlo ein, „wir haben nur ein Problem – es mangelt uns an Beweisen.

„Aber die bekommen wir auch noch, da bin ich mir ganz sicher. Wir müssen nur Geduld haben und dürfen nichts übereilen. So, und jetzt gehen wir rüber in den Besprechungsraum“ befahl der Kommissar.

Es klopfte an der Tür, und die Wirtin vom Traditionsgasthaus trat schwer bepackt ein. „Ich bringe das Bestellte. Teller, Besteck und der Hausmachersenf sind auch dabei. Sie stellte die beiden Lieferboxen auf Kleintalers Schreibtisch, wandte sich zum Gehen. „Am Nachmittag hole ich alles wieder ab, okay?“ Dann verließ sie die Dienststelle.

Nachdem wir uns gestärkt hatten, begann Kleintaler die Dienstbesprechung. „Der Fund des Loraghi-Schatzes hat uns alle ein wenig aus der Spur gebracht. Ich habe vor ein paar Wochen mit den ehemaligen Pflegeeltern von Stefan und Eva Schaller gesprochen und bin dabei auf eine sehr enge Geschwisterbeziehung gestoßen. Allerdings ist Eva Schaller 1996 bei einem Badeunfall ertrunken und 2006 offiziell für tot erklärt worden. Hier hakt der Fall noch ein wenig. Tina, du hast immer wieder darauf hingewiesen, dass für dich Alexander Nebel möglicherweise als Täter für Morde an Dr. Blechinger, Dr. Fleischmann und Brigitte Göppel in Betracht kommen könnte, der ist allerdings 2015 verstorben. Es gibt dabei zwar ein paar Ungereimtheiten, aber auch in diesem Fall hakt es."

„Chef, wie wollen wir denn nun weiter vorgehen?"

„Carlo, wir haben keine andere Wahl als abzuwarten, was in den nächsten Wochen passieren wird. Und es wird etwas passieren, da bin ich mir ganz sicher. Vielleicht können wir den Täter ein wenig aus der Reserve locken. Ich habe mir schon Gedanken gemacht, wann und wo wir wachsam sein müssen. Ich gebe euch rechtzeitig Bescheid. Bis dahin erledigen wir unsere Hausaufgaben."

Ich hatte die ganze Besprechung über den Verdacht, dass der Kommissar mehr wusste, als er uns zu diesem Zeitpunkt mitzuteilen bereit war. Und ich sollte Recht behalten. Kurz bevor ich Tommy um 14 Uhr aus dem Kindergarten holen wollte, sah ich mir noch das Bild von Stefan Schaller an und stutzte. „Schos, komm mal bitte her. Ist das Stefan Schaller?" Der Kommissar betrachtete sich das Bild ebenfalls. „Ja, das ist Stefan Schaller. Was ist mit ihm?" Ich senkte meine Stimme und flüsterte: „Den kenne ich! Den habe ich schon einmal gesehen! Und ich weiß auch wo!"

Nachdem ich ihm den Ort genannt hatte, nickte er bestätigend, legte den Zeigefinger an seine Lippen. „Bitte kein Wort zu niemand!" Er sah dabei wirklich nicht sehr glücklich aus.

Dr. Mikolaj Kasavery stammte aus Prag, hatte dort Medizin studiert und nach seiner Promotion 2012 die ihm angebotene Facharztstelle am Waldkirchner Krankenhaus angetreten. Zwei Jahre später kaufte er sich in Waldkirchen das letzte Haus „Im „Graben". Es lag am Rande eines Wäldchens, dort wo auch das E-Werk steht. Er ließ es liebevoll renovieren, modernisieren und einen Wintergarten anbauen, der ihm einen wunderbaren Panoramablick vom gegenüberliegenden Sauberg bis hin zum Oberfrauenwald ermöglichte. Kasavery hatte drei Leidenschaften: seinen Beruf, seinen Sport – er war begeisterter Bergläufer – und er war ein Computerfreak. Sein Haus hatte er mit modernster Sicherheitstechnik ausgestattet, die von Tür- und Fenstersensoren über Bewegungsmelder bis hin zu Sicherheitskameras und Alarmanlagen aller Art reichten. Nicht dass Dr. Kasavery ein ängstlicher Mensch war, es machte ihm einfach Spaß, sich mit modernster Technik zu umgeben.

An diesem Freitag war er nach der Visite und einiger Büroarbeit bereits am frühen Nachmittag nach Hause gekommen. Der Stromausfall, bei dem 2014 eine junge Frau und ihre Tochter ums Leben gekommen waren, machten ihm immer noch zu schaffen. Monatelang hatte er gegrübelt, ob er nicht doch etwas falsch gemacht hatte, ob er mitschuldig am Tod des kleinen Mädchens war. Immer wieder hatte er das Gespräch mit Dr. Stein gesucht und schließlich – wenn auch halbherzig – dessen Meinung geteilt, dass alles ein schrecklicher Zufall gewesen war. Heute jährte sich dieser Unfall zum dritten Mal, was Kasaverys Stimmung an diesem Tag noch weiter trübte. Deshalb wollte er mit einem besonders langen Berglauf selbst auferlegte Buße tun.

Er hatte sich mit einem Früchtemüsli gestärkt und war nach einer kurzen Aufwärmphase aufgebrochen. Das erste Ziel sollte der Aussichtsturm am Oberfrauenwald sein. Ursprünglich wollte er von dort aus über Holzfreyung und Ödhof nach Hause zurücklaufen, da das Wetter aber drückend heiß und gewittrig war, nahm er die Abkürzung über Schauerbach und Dorn zurück in den „Graben". Nach einer erfrischenden Dusche öffnete er die Tür zum Wintergarten, wobei ihm auffiel, dass diese scheinbar gar nicht richtig verschlossen gewesen war. Deshalb kontrollierte das gesamte Sicherheitssystem. Es lief störungsfrei. Er legte sich in seine neue, lederne Relax-Liege und begann für einige bevorstehende Operationen Patientenakten zu studieren. Die Geschäftsführerin der „Kliniken GmbH" hatte ihm vor wenigen Tagen mitgeteilt, dass seiner Weiterbeschäftigung nach 2018 am Freyunger Krankenhaus nichts im Wege stehen würde.

Über Waldkirchen verfinsterte sich der Himmel, ein fürchterliches Gewitter braute sich zusammen. Dr. Kasavery schloss die Schiebetür des Wintergartens und nahm die Routinearbeit wieder auf. Nach wenigen Minuten wischte er sich über die Augen, eine leichte Müdigkeit befiel ihn. Der Arzt legte die Unterlagen beiseite und sah hinaus. Über dem Kirchsteinbruch leuchtete beängstigend ein schwefelgelber, dünner Lichtstreifen, ansonsten war es stockfinster. Draußen herrschte Grabesstille. Kasavery schloss die Augen. Er schlief ein. Nur wenige Minuten später begann ein fürchterliches Rauschen. Sturm kam auf mit Hagelschlag und Starkregen. Ein Krachen und Knallen, ein Splittern und Jaulen. Im Krummholz und im Mitterholz stürzten entwurzelte Bäume zu Boden, die Gipfel der Fichten knickten unter der entfesselten Naturgewalt. Taubeneigroße Hagelkörner prasselten auf den Wintergarten, hinterließen Spuren im Glas. Plötzlich ein Knall, dann ein Bersten. Der dicke Ast einer nahe stehenden Tanne hatte das Glasdach des Wintergartens zertrümmert und war nur knapp neben der Relax-Liege gelandet. Der Arzt schlug erschrocken die Augen auf. Er sah nichts. Ein dichter Schleier oder war es Nebel, nur verschwommene Umrisse. Es brannte in seiner Kehle, er hustete, spuckte Schleim. Die frische Luft tat ihm gut. Sein Gesicht wurde nass vom prasselnden Regen, sein Blick klarer. Irgendjemand befindet sich in seinem Wintergarten, bewegt sich auf ihn zu. Ein schwarzer Umriss. Er beugt sich über ihn. Ein Rucksack wird geöffnet. In diesem Augenblick – ein Schrei! „Nehmen Sie die Hände hoch! Sofort. Alles fallen lassen! Auf den Boden legen!" Jemand wird überwältigt, eine Atemschutzmaske vom Gesicht gerissen und die Hände auf den Rücken gefesselt. Langsam wird Kasaverys Blick klar. Er erkennt Kommissar Kleintaler, einen jungen Polizisten und Tina Hartmann-Ligger.

„Was ist passiert?" Der Arzt schüttelte verwirrt den Kopf.

„Vielleicht können Sie Dr. Kasavery aufklären, Herr Hahn oder genauer: Herr Nebel." Kommissar Kleintaler hatte laut gesprochen. Der Sturm ebbte langsam ab. Die wenigen Befehle genügten, um bei Alexander Nebel jeglichen Widerstand zu brechen. Schlaff liegt er am Boden, der Blick seiner schwarzen Augen geht ins Leere. Langsam zieht er sich in seine eigene Welt zurück, in seine Welt mit Katharina und Johanna. „Herr Nebel, ich nehme Sie fest wegen des Mordes an Dr. Gerlinde Blechinger, des Mordes an Hans-Otto Hahn, des Mordes an Barbara Göppel und an Frau Dr. Irmgard Fleischmann. Bei dem letzten Namen, öffnete Nebel irritiert die Augen, versank dann wieder in sich selbst.

Carlo durchsuchte den Rucksack des Verhafteten. Er förderte zwei leere Kartuschen Kohlenmonoxid zutage, eine Ampulle mit Kalium sowie mehrere Einwegspritzen. „Jetzt wissen wir auch, wie Dr. Kasavery ermordet werden sollte, genauso wie Hans-Otto Hahn. Betäubt durch das Kohlenmonoxid sollte die Überdosis Kalium zum Herzstillstand führen. Übrigens, wie geht es Ihnen Herr Doktor? Brauchen Sie ärztliche Hilfe?"

„Danke es geht schon wieder. Ich sehe schon klarer. Die frische Luft tut gut, auch wenn mir eine offene Tür lieber gewesen wäre als ein zerstörter Wintergarten."

„Schos, warst du dir gestern Abend bei unserer Besprechung wirklich ganz sicher, dass Dr. Kasavery Nebels nächstes Opfer sein würde?"

Der Kommissar schüttelte den Kopf. „Ziemlich sicher, denn einen Chefarzt wie den Franz würde sich ein Täter wie Nebel für zuletzt aufheben, also konnte es nur der Facharzt sein. Aber ich habe sicherheitshalber beim Franz und bei Gerlinde Weiß einige Freyunger Kollegen postieren lassen, und sogar die Marianne nach Regensburg zu einer Freundin geschickt."

Tina Hartmann-Ligger blickte nach draußen. Der Sturm hatte sich gelegt, die nähere Umgebung aber war kaum wiederzuerkennen. Umgestürzte Bäume, abgerissene Äste unpassierbare Wege, dort wo einst Wald gewesen war, war dieser nun niedergelegt. Sie forderte über Funk zwei Kollegen mit schwerem Gerät an, die beim Abtransport des Verhafteten helfen sollten.

Waldkirchen, Samstag, 19. August 2017

Knapp zwanzig Minuten hatte Sturm „Kolle" gedauert und Schäden in Millionenhöhe hinterlassen. An diesem darauffolgenden Tag hatten die Feuerwehren, die Technischen Hilfsdienste und die freiwilligen Helfer alle Hände voll zu tun, um zunächst die Hauptverbindungsstraßen passierbar zu machen, die Stromversorgung sicherzustellen und die Telefonleitungen zu flicken. Deshalb begann das erste Verhör von Alexander Nebel erst mittags um 12 Uhr. Mit dabei waren Staatsanwalt Lottes, der Pflichtverteidiger Dr. Kurzbühler aus Passau, die Diplompsychologin Marthe Johannson, Kommissar Kleintaler und ich. Der Beschuldigte räumte den Mord an Dr. Gundula Blechinger ein. Er hatte schon vor dem 18. August 2015 das Opfer beschattet und dabei die Anlieferung des neuen Sport-Cabrios mitbekommen. Während ihrer Dienstzeit konnte er in aller Ruhe seine Spezialsoftware auf die Werkssoftware überspielen. Beim Versuch, nach dem Unfall diese wieder zu reaktivieren, sei ihm der Fehler mit dem einen fehlenden Kilometer unterlaufen. Wortwörtlich sagte er zu Carlo Salerno: „Dass Sie das gemerkt haben, Herr Salerno, verdient meine Anerkennung!" Er habe auch den Harvester bei der Firma „Buchecker" bestellt und damit am Jahrestag des Todes seiner Frau und seiner Tochter Frau Dr. Blechinger so erschreckt, dass sie von der Fahrbahn abgekommen und verunglückt ist. Wörtlich fügte er an: „Sie hat mitgeholfen, meine Familie auszulöschen. Sie musste sterben, das war ich ihnen schuldig."

Alexander Nebel räumte auch den Mord an der OP-Schwester Brigitte Göppel am 3. Oktober 2016 ein. Es sei eine Zufallstat gewesen, die eigentlich am 18. August 2016 hätte stattfinden sollen. Da er aber an diesem Tag an einer fiebrigen Sommergrippe erkrankt gewesen war, musste er sie verschieben. Es sei ein Leichtes gewesen, in dieses alte Haus einzusteigen. Das Opfer habe ihn überhaupt nicht bemerkt und war sehr überrascht gewesen, plötzlich tot zu sein, nachdem er den Haartrockner in die Badewanne geworfen hatte.

Alexander Nebel räumte auch den Mord an dem Musiker Hans-Otto Hahn ein, der von ihm mit einer Überdosis Kalium am 25. Mai ermordet

234

worden war. Auf die Frage, warum er einen am Tod seiner Familienmitglieder völlig Unschuldigen getötet habe, sah er den Staatsanwalt zunächst etwas erstaunt an, dann antwortete er lapidar: „Er musste sterben, damit ich besser töten konnte."

Auf wiederholte Nachfragen räumte Alexander Nebel den Mord an Dr. Irmgard Fleischmann nicht ein. Sie habe zwar auf seiner Liste gestanden, sei aber für einen späteren Zeitpunkt vorgesehen gewesen. Er sei dem wahren Täter aber dankbar, ihm zuvorgekommen zu sein.

Der Beschuldigte blieb auch in einem weiteren Verhör am darauffolgenden Sonntag, bei dem wiederum die oben genannten Personen anwesend waren, bei seinen Einlassungen und hatte diesen nichts hinzuzufügen.

Abschließend sei angemerkt, dass Alexander Nebel von der sachverständigen Diplom-Psychologin Marthe Johannson für nicht schuldfähig erachtet wurde. Wörtlich sagte sie: „Ich will weder einem Gerichtspsychologen noch einem späteren Verfahren vorgreifen, aber es wird schwer werden, ihn zu verurteilen. Alexander Nebel lebte – schon aufgrund seines Berufes – in einer sehr abstrakten Welt, für die es keine moralischen Regeln gab. Seine Frau und seine Tochter waren seine beiden Anker in der realen Welt. Nach ihrem Tod hat er sich daraus verabschiedet. Er hat das Töten von vermeintlich Schuldigen als gerecht und richtig erachtet. Es liegt eindeutig eine schwere Psychose in Verbindung mit einer bipolaren Depression dritten Grades vor, beide ausgelöst durch den Unfalltod von Katharina und Johanna Nebel. Ich sehe ihn eher in der Psychiatrie als im Gefängnis."

Georg Kleintaler stellte seinen SUV am Parkplatz vor dem „Schloß Wolfstein" ab und betrat pünktlich um 10 Uhr das Dienstgebäude des Landratsamtes Freyung-Grafenau. Landrat Lochner hatte ihn um einen Besuch gebeten. Dieser gab gerade seiner Sekretärin ein paar Notizen, als der Kommissar an der Vorzimmertür anklopfte und eintrat.

„Ach da sind Sie ja schon, Herr Kleintaler, pünktlich wie die Maurer und das als Beamter", scherzte Lochner und reichte ihm die Hand. „Kommen Sie, gehen Sie gleich durch. Kaffee?"

Nur wenige Augenblicke später saß er bei einer Tasse „Kaffee creme" dem Landrat in dessen stilvoll eingerichtetem Büro gegenüber. Da dieser noch eine paar Unterschriften zu leisten hatte, ließ Kleintaler seinen Blick über die zahlreichen Bilder und Exponate heimischer Künstler schweifen, die in dem Büro ausgestellt waren. Landrat Lochner, der seinen Blick bemerkt hatte, stellte sachlich fest: „Gell, Herr Kleintaler, da sieht man erst einmal, was wir für hervorragende Künstler in unserem Landkreis haben. Aber nicht nur ausgezeichnete Künstler, sondern auch ausgezeichnete Polizisten. Der Grund, warum ich Sie um einen Besuch gebeten habe ist der, dass ich mich für Ihre hervorragende Arbeit im Fall Alexander Nebel im Namen aller Landkreisbewohner bedanken möchte. Wissen Sie, in wenigen Monaten wird die Leitung der Freyunger Polizeidienststelle neu besetzt. Wenn Sie daran Interesse hätten, würde ich mich freuen, einem verdienten Beamten bei seinem beruflichen Fortkommen behilflich zu sein."

„Kann ich etwas Bedenkzeit bekommen oder muss ich mich gleich entscheiden? Ich möchte das Angebot gerne mit meiner Frau besprechen."

„Aber selbstverständlich doch. Rufen Sie mich bitte Mitte September an und teilen Sie mir Ihre Entscheidung mit. Ich würde mich aber über eine Zusage außerordentlich freuen. Übrigens, sind mit der Festnahme Nebels alle diese „mysteriösen Todesfälle" am Waldkirchner Krankenhaus" wirklich geklärt?"

„Ich gehe davon aus. Wir müssen natürlich noch einmal alle Beweismittel auf ihre Gerichtsverwertbarkeit überprüfen, aber ich glaube, in wenigen Wochen werden wir alle „mysteriösen Todesfälle" abgeschlossen haben."

„Gottseidank, dann kehrt in unsere Krankenhauspolitik endlich wieder Ruhe ein."

„Diesen Optimismus möchte ich auch haben", dachte sich Kleintaler, „von wegen Ruhe einkehren – für Waldkirchen trifft das sicherlich nicht zu."

Landrat Lochner überreichte dem Kommissar als kleines Geschenk ein großes Buch über den Landkreis: „frg – der andere Blick" und verabschiedete ihn. Beim Hinausgehen dachte Kleintaler: „War das Geschenk jetzt symbolisch gemeint? Betrachte ich unseren Landkreis nur noch aus der Verbrecherperspektive? Oder brauche ich einen anderen Blick, um als Polizist noch erfolgreich zu sein?"

Der Kommissar trat auf den Gang hinaus und schlenderte an der Bildergalerie ehemaliger Landräte vorbei, als ihm ein Büroschild ins Auge stach. Spontan klopfte er an der Tür und trat ohne auf die Erlaubnis zu warten ein.

„Guten Morgen, Katharina!"

„Das ist ja eine Überraschung! Wie kommst du denn hierher?"

„Ich hatte einen Termin beim Landrat. Ich wusste gar nicht, dass du hier im Landratsamt ein Büro hast. Ich dachte, deines wäre im Krankenhaus."

„Ich habe zwei, wie es sich für besonders wichtige Leute gehört", scherzte sie und stand auf. „Das ist mein Hauptbüro, das andere benutze ich nur in Ausnahmefällen."

Katharina Heroldsbacher ging auf ihn zu, nahm ihn in den Arm und drückte ihm einen flüchtigen Kuss auf die Wange. „So sieht also ein erfolgreicher Verbrecherjäger aus. Erst einmal herzlichen Glückwunsch. Wie ich schon vor längerer Zeit einmal gesagt habe: Du hast eine beeindruckende Aufklärungsquote." Kleintaler gab es einen Stich, als er seine ehemalige Geliebte in ihrem weißen Sommerkleid sah, braungebrannt, schlank, anmutig und wunderschön.

„Bist du glücklich, die Morde geklärt und den Täter gefasst zu haben?"

„Erleichtert ist vielleicht das bessere Wort. Erleichtert, aber auch, weil jetzt alle, die bei dem damaligen Stromausfall operiert haben, nicht mehr in Lebensgefahr schweben, sondern sich beruhigt und frei bewegen können."

„Und wie geht es dir?"

„Das wagst gerade du mich zu fragen? Als du vorhin zur Tür hereingekommen bist, das hat schon sehr wehgetan. Ich flüchte mich in die Arbeit, und davon gibt es genug, schließlich soll in einem Jahr der gesamte Umzug über die Bühne gegangen sein. Meinen Jahresurlaub nehme ich dann im Winter, wenn die Skisaison eröffnet ist."

„Marianne und ich werden Anfang September für eine Woche an die Ostsee fahren und auf dem Rückweg noch ein paar Tage im Harz bleiben. Quedlinburg und Werningerode sollen ja sehr schön sein, und wir können uns dann nach dem milden Seeklima wieder an unser raues Mittelgebirgsklima gewöhnen. So, ich muss leider schon wieder weiter, meine Kollegen warten." Er nahm sie in den Arm und verabschiedete sich ebenfalls mit einem Kuss auf die Wange.

„Wir sehen uns, ganz sicher!" Katharina hielt ihn länger fest als sie wollte.

Waldkirchen, Donnerstag, 7. September 2017

Georg Kleintaler hatte sich vierzehn Tage Urlaub genommen und war heute Morgen in Richtung Ostsee aufgebrochen. Auch Carlo hatte Urlaub, er würde aber schon am Montag wieder seinen Dienst antreten. Als dienstältere Polizistin hatte Schos mich mit der kommissarischen Leitung der Dienststelle in seiner Abwesenheit beauftragt. Monika und ich saßen an diesem Morgen an unseren Schreibtischen und überprüften noch einmal alle Ermittlungsergebnisse im Fall Alexander Nebel. Kurz vor neun Uhr verließ ich mein Büro, um für Monika und mich im nahe gelegenen Supermarkt zwei Käsesandwiches und ein paar Weintrauben zu kaufen. Als ich zurückkehrte, saß meine Kollegin kreidebleich an ihrem Schreibtisch und hörte die Meldungen der Einsatzzentrale in Straubing. Auf der Autobahn A3 – so berichtete sie mir – habe es zwischen den Anschlussstellen Kirchroth und Wörth in Richtung Regensburg einen schweren Unfall gegeben. Beim Abbremsen habe ein LKW einen metallicroten SUV auf einen vor sich fahrenden LKW geschoben. Fahrer und Beifahrerin seien auf der Stelle tot gewesen. Die Autobahn ist immer noch total gesperrt.

„Ich will jetzt Klarheit haben und rufe in der Einsatzzentrale an. Ich kenne die Kollegen von früher. Die geben mir sicher Auskunft." Monika griff zum Telefon. Das Gespräch dauerte nicht lange. Sie begann zu weinen.

„Sag schon, was ist? Es sind doch nicht etwa Schos und Marianne, oder?"

Sie nickte, stand auf und nahm mich in den Arm. „Die Kollegin hat es bestätigt. Ein metallicroter SUV, Kennzeichen FRG-GM*105. Fahrer und Beifahrerin tot. Was machen wir jetzt?"

„Dienst as usual. Ich kann es noch nicht glauben! Wir warten auf eine offizielle Bestätigung und hoffen, dass die nicht kommen wird."

Eine halbe Stunde später klingelte das Telefon auf Kleintalers Schreibtisch. Tina nahm das Gespräch an.

„Polizeidirektion Niederbayern, Schmidt!"

„PHM Hartmann-Ligger, grüß Gott, Herr Polizeipräsident! Also stimmt es doch!"

„Sie haben es schon gehört. Ja, es stimmt. Kommissar Kleintaler und seine Ehefrau sind heute Morgen bei einem Verkehrsunfall ums Leben gekommen. Es tut mir leid, einen so hervorragenden Kollegen und einen so bemerkenswerten Menschen verloren zu haben. Frau Hartmann-Liggner, ich lasse gerade eine Pressemitteilung aufsetzen, die geht Ihnen heute Vormittag noch zu. Ich ernenne Sie jetzt kommissarisch zur Dienstellenleiterin. Sie führen bis auf weiteres die Inspektion, so wie es Kommissar Kleintaler auch getan hätte. Wissen Sie, ob es Verwandte gibt, wenn nicht, würde ich mich selbst nach der Obduktion um die Bestattungsformalitäten kümmern."

„Wenn Sie gestatten, Herr Polizeipräsident, würde ich mich mit POMin Sauer im Haus von Herrn Kleintaler mal umsehen, ob ich diesbezügliche Unterlagen finde und anschließend das Haus versiegeln. Ich melde mich dann bei Ihnen."

„Gut, so machen wir das. Und richten Sie bitte allen Kolleginnen und Kollegen Ihrer Dienststelle meine aufrichtige Anteilnahme aus. Wir alle trauern mit Ihnen."

Ich hatte gerade das Gespräch beendet, als Carlo anrief. „Monika hat mir gerade mitgeteilt, dass der Chef und seine Frau tot sind. Ich bin in zwei Stunden in der Dienststelle. Überlege dir, was ich tun kann."

„Das ist lieb von dir Carlo, danke. Ich bin mir sicher, dass ich dich in den nächsten Tagen brauchen kann." Ich informierte per SMS meinen Mann von dem Unglück, der sofort bereit war, Tommy vom Kindergarten

abzuholen. Dann rief ich schweren Herzens Dr. Stein an. Es meldete sich ein sehr entspannt wirkender Chefarzt. „Franz, es tut mir leid, aber ich habe eine sehr schlechte Nachricht, Schos und Marianne sind heute Morgen bei einem Verkehrsunfall ums Leben gekommen." Ich begann am Telefon haltlos zu weinen. Franz Stein schwieg einen Moment und ich hörte, dass auch er mit den Tränen kämpfte. „Polizeipräsident Schmidt hat mir vor einer halben Stunde die schreckliche Nachricht persönlich übermittelt. Weißt du etwas von einem Testament. Oder hat er sich dir gegenüber mal geäußert, was mit ihm nach seinem Tod geschehen soll?"

„Wenn du dich erinnerst, war er bei Irmis Beerdigung sehr von dem Naturfriedhof in Büchlberg angetan. Aber über das, was mit ihm nach seinen Tod geschehen soll, haben wir uns eigentlich nie unterhalten."

„Ich werde heute Mittag mal nachschauen, ob ich in seinen Unterlagen etwas finde, ansonsten teile ich dem Polizeipräsidenten Georgs Begeisterung für Büchlberg mit."

„Ich werde mich auf jeden Fall schon einmal um eine Grabstelle in Büchlberg kümmern und komme natürlich für alle anfallenden Kosten auf, Tina. Wenn ich sonst helfen kann, bitte sag es mir. Er war ja mein bester Freund. Und schließlich hat er ja auch – wie er es versprochen hatte – Irmis Mörder zur Strecke gebracht."

Ich beendete das Gespräch und verbrachte die nächsten Stunden damit, zahlreiche Kondolenzanrufe entgegenzunehmen. Landrat Lochner und Bürgermeister Herzog, waren darunter, und auch Michael J. Roding. Etliche Kollegen riefen an und waren erschüttert. Pfarrer Flachauer kündigte an, am Samstagabend den Rosenkranz für Georg und Marianne in der Stadtpfarrkirche zu beten und ein späteres Requiem zu lesen. Erst am frühen Nachmittag kamen Monika und ich dazu, uns im Haus unseres verunglückten Chefs nach einem Testament umzusehen. Wir fanden im Arbeitszimmer sehr schnell, was wir suchten. Die beiden hatten ihren Nachlass notariell geregelt. In einem blauen Ordner lag eine handgeschriebene Notiz, aus der hervorging, dass sich beide die Beisetzung in einem Naturfriedhof wünschten. Ich nahm die Unterlagen mit, um sie später im Tresor der Dienststelle zu verwahren. Dann versiegelte ich die Wohnung und teilte alles dem Polizeipräsidenten mit.

Waldkirchen, Samstag, 9. September 2017

Schos hatte es zum zweiten Mal innerhalb kurzer Zeit auf die Titelseite der Heimatzeitung gebracht. Das erste Mal mit der Verhaftung von Alexander Nebel, das zweite Mal mit seinem Verkehrsunfall. Unter der geschmacklosen Schlagzeile „Urlaubsfahrt in den Tod" war nur die dünne Presseerklärung der Polizeidirektion Niederbayern zu finden. Auch im Lokalteil gab es sehr wenige Informationen zum Unfallhergang, dafür hatten sich die Lokalreporter mit den von ihm aufgeklärten Fällen, besonders mit dem von Alexander Nebel beschäftigt und viele Bürger zu Wort kommen lassen, die den Kommissar alle scheinbar sehr gut gekannt hatten. Die Vielzahl der Nachrufe in der Presse zeigte, in wie vielen Vereinen der Kommissar und seine Frau Mitglied gewesen waren.

Da es immer noch sommerlich warm war, hatte ich Felix überreden können, mit Tommy an den Eginger Badesee zu fahren, der nicht nur über ein wunderbares Kinderbecken verfügte, sondern auch beste Currywurst mit Pommes auf der Speisekarte hatte. Ich fuhr währenddessen in die Dienststelle, wo ich zu meiner Überraschung Carlo antraf.

„Was machst du denn in deinem Urlaub hier im Büro?"

„Ich habe mir gerade noch einmal die Vernehmungsprotokolle von Alexander Nebel durchgelesen und bin stutzig geworden."

„Worüber?"

„Nebel gibt den Mord an Gundula Blechinger zu, den an Brigitte Göppel auch, beim Mordversuch an Kasavery waren wir dabei, aber warum gesteht er den Mord an Irmgard Fleischmann nicht? Auf einen Mord mehr kommt es bei ihm auch nicht mehr an, der kommt aus dem Knast sowieso nie wieder raus. Das ergibt doch keinen Sinn!"

„Doch, Carlo, es ergibt dann einen, wenn er es wirklich nicht war. Weißt du, mir geht ein Satz von Dr. Stein nicht mehr aus dem Kopf. Er

sagte vorgestern: „Und schließlich hat er ja auch – wie er es versprochen hatte – Irmis Mörder zur Strecke gebracht." Was ist, wenn nicht?"

Ich setzte Carlo davon in Kenntnis, dass ich jenen Stefan Schaller zusammen mit einem Freund schon einmal gesehen hatte, teilte ihm auch mit, wo es gewesen war. Ich ließ auch durchblicken, dass Kleintaler möglicherweise noch in eine andere Richtung ermittelt hatte. Dann gab ich ihm noch ein paar ganz klare Anweisungen.

Das Rosenkranzgebet für die beiden Verunglückten begann pünktlich um 19 Uhr. Da Felix am späten Nachmittag mit einem vom Baden völlig erschöpften Tommy zurückgekehrt war, fuhr ich alleine nach Waldkirchen. Als ich die Stadtpfarrkirche betrat, glaubte ich meinen Augen nicht trauen zu dürfen. Alle Bänke waren bis auf den letzten Platz besetzt, einige Kirchenbesucher standen sogar im hinteren Kirchenschiff. In der ersten Reihe saß Franz Stein, neben ihm zwei Arbeitskolleginnen von Monika. Ich nahm daneben Platz. Pfarrer Flachauer würdigte sachlich, aber ausführlich das Leben der beiden Verstorbenen und begann dann mit dem Rosenkranzgebet. Eine halbe Stunde später war die Andacht zu Ende, die Kirche leerte sich. Ich wechselte noch ein paar Worte mit Franz und verabschiedete mich. Erst bei der Heimfahrt fiel mir ein, wen ich nicht in der Kirche gesehen hatte.

Waldkirchen, Samstag, 23. September 2017

Franz Stein hatte mich an diesem Samstagmorgen angerufen und mir mitgeteilt, dass er sich zwei Wochen Urlaub genommen habe und morgen früh zum Bergwandern in die französischen Alpen aufbrechen werde. Er müsse auf andere Gedanken kommen. Deshalb habe er in der Nähe von Chambéry eine Berghütte und einen Bergführer gemietet, mit dem er einige Touren gehen wolle. Wenn aber die sterblichen Überreste von Marianne und Schos zur Bestattung frei gegeben würden, könne ich ihn jederzeit anrufen, er werde seinen Urlaub dann selbstverständlich sofort abbrechen. Er sei gerade dabei, seinen Wagen zu beladen und wolle am nächsten Morgen zeitig aufbrechen.

Da das warme Spätsommerwetter immer noch anhielt, beschlossen Felix und ich, noch einmal mit Tommy an den Eginger See zum Baden zu fahren. Es war ein Vergnügen unserem kleinen Mann beim Plantschen im liebevoll gestalteten Kinderbecken zuzusehen. Nach einer kleinen Portion Pommes mit Mayo lag er auf seiner Decke im Schatten und hielt Mittagsschlaf. Felix las eine Fachzeitung und ich trauerte um Schos und Marianne und grübelte, in welche Richtung er wohl ermittelt hatte. Gegen 17 Uhr rief Carlo auf meinem Smartphone an und teilte mir mit, dass alles in Ordnung sei. Eine Stunde später waren wir wieder zuhause in Oberndorf, und wiederum eine Stunde später brachte ich Tommy ins Bett und stellte mir den Fernseher an. Carlos zweiter Anruf riss mich aus dem Schlaf. Ich machte mich sofort auf den Weg.

Was sich an diesem Abend ereignet hatte, versuche ich nun genau zu rekonstruieren:

Franz Stein hatte sich schon am Vormittag daran gemacht, seinen Urlaub vorzubereiten. Bergausrüstung, Helm und Kletterseile waren ebenso im Kofferraum verstaut, wie Kleidung und Toilettenartikel für die kommenden vierzehn Tage. Ein großer Rucksack hatte gereicht, schließlich musste alles zur Berghütte transportiert werden. Er hatte gerade geduscht, sich rasiert und stand nun barfuß und nur mit T-Shirt und Shorts bekleidet in der Küche. Er öffnete ein Fläschchen Pils und schenkte es in die Tulpe, als eine dunkle Stimme ihn erschreckte.

„Guten Abend, Herr Dr. Stein, genießen Sie ruhig ihr letztes Bier."

„Sie? Hier? Franz Stein stellte die Pilstulpe auf die Anrichte zurück. Wie kommen Sie hier rein?"

„Sie haben mich nicht erwartet, obwohl Sie mich hätten erwarten sollen. Aber um Ihre Frage zu beantworten: ich habe Ihre Fingerabdrücke verwendet."

„Sie sprechen in Rätseln, Frau Dr. Heroldsbacher. Warum hätte ich Sie denn erwarten sollen?"

„Erinnern Sie sich wirklich nicht? 18.Oktober 1995, München, „Klinik Dritter Orden"? Sie haben meine Tochter umgebracht. Und dafür werden Sie jetzt ihre gerechte Strafe erhalten. Und wenn man in zwei Wochen Ihre Leiche entdecken wird, wird es wie Selbstmord aussehen. Ich habe den heutigen Abend sehr bewusst gewählt. Sie wissen, dass die Urlaubsanträge unserer Chefärzte über meinen Tisch gehen."

Katharina Heroldsbacher, ganz in schwarz gekleidet, zog eine Pistole mit Schalldämpfer aus einem kleinen schwarzen Rucksack und richtete sie auf den Arzt.

„Lass die Waffe fallen, Katharina!"

„Die Geschäftsführerin blickte in das entgeisterte Gesicht des Chirurgen, hörte die ihr vertraute Stimme und sah, wie Georg Kleintaler die Küche betrat. Er hielt seine Dienstpistole in der Hand.

„Ich dachte, du bist tot!", riefen nun beide überrascht.

„Ich habe dir doch gesagt, Katharina, dass wir uns wiedersehen werden. Mein Tod war ein abgesprochener Trick, um dich aus der Reserve zu locken. Ich wollte mit deiner Festnahme nicht bis zum 18.Oktober warten."

„Seit wann hattest du mich in Verdacht? Vor oder nach Regensburg?"

„Ist das wichtig?"

„Für mich schon!"

„Danach! Dein schönes Tattoo, die um sich greifende Spinne im Netz. Irgendwann später ist bei mir der Groschen gefallen."

Franz Stein schüttelte den Kopf. „Wovon sprichst du?"

„Erinnerst du dich nicht mehr? Als du mir von deinem „Déjà vu" erzählt hast, erwähntest du es. Am 18.Oktober 1995 hat Katharina, ich muss richtig sagen, hat Eva Schaller ihre Tochter in deine Klinik gebracht. Als sie ihren Regenmantel auszog, bemerktest du eine sternförmige Narbe an ihrem linken Unterarm. Ein verräterisches Merkmal, das sie ein paar Jahre später kunstvoll überstechen ließ."

„Jetzt erinnere ich mich wieder."

„Hat dir dein Freund auch erzählt, dass er meine Tochter umgebracht hat?"

„Das hat er nicht, Katharina! Erstens hat Professor Holzinger operiert und zweitens war der Stromausfall an ihrem Tod schuld."

„Das stimmt nicht ganz, Schos, Holzinger hatte mir angeboten zu operieren. Als Assistenzarzt bist du froh, wenn du deinen OP-Katalog abarbeiten kannst. Holzinger war da sehr entgegenkommend. Wäre die Operation erfolgreich verlaufen, wäre es meine gewesen, so war es seine. Er hat sich vor mich gestellt. Aber ich hatte ja noch nicht einmal den Thorax geöffnet, da fiel der Strom aus. Außerdem – das hat die spätere Obduktion ergeben – war der Herzfehler Ihrer Tochter so weit fortgeschritten, dass sie ohne Notoperation die nächsten vierundzwanzig Stunden nicht überlebt hätte. Der Tod Ihrer Tochter ist mir damals wirklich sehr nahe gegangen."

„Ich weiß, dass Sie operiert haben und nicht Holzinger, aber alles andere ist purer Unsinn. Sabine war kerngesund."

„Und warum haben Sie sie dann in die Klinik gebracht?"

„Sie bekam keine Luft, und ich dachte, sie hätte eine Lungenentzündung. Stefan dachte das auch!"

„Stefan Schaller ist ihr Bruder und der Vater ihres Kindes."

„Macht jetzt bloß nicht plötzlich auf moralisch! Ihr habt ja keine Ahnung, was es heißt, mit fünf Jahren seine Eltern zu verlieren. Stefan und ich, wir hatten ja nur uns und sonst niemanden. Erst ins Heim und dann zu den Normanns. Ich weiß heute nicht, was schlimmer war. Ja, die Normanns haben versucht, uns mit ihrem spießbürgerlichen Familiengedöns einzululllen. Das ist ihnen aber nicht geglückt. Stefan und ich, wir sind immer enger geworden, unzertrennlich, eins. Irgendwann einmal fingen wir an, miteinander zu schlafen. Dann kam Sabine, und wir waren eine echte Familie. Ich war glücklich, unendlich glücklich. Ich hatte das, was ich mir schon immer gewünscht hatte, ein eigenes Kind. Ich war Mutter. Und Sie haben dieses Glück zerstört. Dafür Dr. Stein, werden Sie heute Abend sterben. Und du, Schos, wirst mich nicht daran hindern. Außerdem wird Stefan gleich da sein."

„Das glaube ich nicht, Katharina. Es ist vorbei. Wir haben deinen Bruder und Anton Dreher festgenommen. Sie sind sehr gesprächig, haben schon vieles zugegeben. So beispielsweise den Mord an Professor Holzinger. Die beiden hatten ihn auf deine Anweisung hin schon des längeren beschattet. An jenem Abend war er allein zuhause, wollte ein Bad nehmen und hat das Badezimmer mit einer Heizsonne aufgewärmt. Als er in der Badewanne saß, vergaß er sie auszuschalten. Für deinen Bruder war es ein Leichtes, in die Wohnung zu gelangen und die Heizsonne in die Badewanne zu werfen. Anton Dreher hatte derweil draußen Schmiere gestanden."

„Ich glaube dir kein Wort. Wie willst du auf meinen Bruder gekommen sein. Es gab keine Kontakte zwischen uns. Du findest nichts. Du kannst uns nichts beweisen."

„Doch, kann ich. Wir haben seinen Telefonverkehr der letzten drei Jahre überprüft. Nichts! Dann haben wir uns deinen angesehen! Das Telefonat gestern war ein Fehler. Beide Smartphones in nebeneinander liegenden Funkzellen eingeloggt. Aber sein größter Fehler war, dass er dich in Freyung besucht hat. Ihr wurdet im „Postillion" gesehen, an Franz` Verlobungsfeier."

„Ich habe dir erst vor ein paar Tagen gesagt, dass ich deine Aufklärungsquote bewundere. Ich glaube, ich habe dich wirklich unterschätzt."

„Wie bist du eigentlich zu deiner neuen Identität gekommen? Von Eva Schaller zu Dr. Katharina Heroldsbacher?"

„Ihr Tod war meine Eintrittskarte in ein neues Leben. Ich war nach Sabines Ermordung völlig fertig, hatte schon Selbstmordgedanken. Um Geld zu verdienen, jobbte ich in einem Supermarkt in der Nähe der Uni. Da habe ich sie eines Tages kennengelernt. Sie war nur wenige Jahre älter als ich und immer gut drauf. Katharina war schamlos und das gefiel mir. Sie hatte gerade ihr Wirtschaftsexamen gemacht und promoviert. Naja – so ganz stimmte das nicht. Sie ließ sich von einem ihrer Professoren vögeln, und der hat ihr dafür die Promotionsunterlagen gefälscht. Mit den zwei Buchstaben vor dem Namen ließ es sich später gut leben."

„Habt ihr sie umgebracht?"

„Nein, wo denkst du hin? Wir waren damals, im Sommer 1996 an der Isar und sind miteinander schwimmen gegangen. Mit einem Mal war sie weg, verschwunden. Ich habe nach ihr getaucht, habe Stefan gerufen. Gemeinsam haben wir nach ihr gesucht – nichts. Eine Stunde später hat er sie dann gefunden. Sie hatte sich mit dem Fuß in einem Drahtgeflecht verfangen. Sie hat es nicht geschafft, sich loszumachen und ist ertrunken. Wir haben sie zunächst versteckt, und später hat Stefan sie begraben."

„Und du hast ihre Identität angenommen?"

„Ich bin sukzessive sie geworden, habe mein Aussehen verändert, ihre Wohnung aufgelöst, eine neue gemietet, mich beworben."

„Aber du hattest kein Wirtschaftsstudium. Wie konntest du dann jahrelang unerkannt als Geschäftsführerin der Universitätskliniken Erlangen-Nürnberg arbeiten?

„Ich bin nicht dumm. Aus den Gesprächen mit Katharina wusste ich, welche Vorlesungen und Seminare sie an der Uni besucht hatte. Stand alles in ihrem Studienbuch. Außerdem hatte ich ihre gesamte Bibliothek übernommen. Ich habe gelernt, gelernt und nochmals gelernt. Schließlich spezialisierte ich mich auf den Bereich der „Unternehmenseffizienz", einfach ausgedrückt: Personalabbau. Das war meine Hauptbeschäftigung bei der Deutschen Bank. Vielleicht sagt dir der Name Dr. Dr. Clemens Bartholdy etwas? Er war gelernter Postbote und Hochstapler. Er ließ sich in Flensburg als Amtsarzt anstellen. Später leitete er als Oberarzt der Psychiatrie ein Krankenhaus in Sachsen. Mein großes Vorbild!"

„Und das ging alles so einfach?"

„Bei meinem Bewerbungsgespräch in Erlangen saßen mir nur Männer gegenüber. Vermittle jedem den Eindruck, dass nur er allein dich haben kann, und du hast gewonnen."

„Spielt Fachkompetenz in diesem Job denn keine Rolle mehr?"

„Geschäftsführerin einer „Kliniken GmbH" sein, kann auch ein dressiertes Schaf. Sie hat ja nichts mit medizinischen Entscheidungen zu tun, sondern mit Handwerkern, mit Firmen, mit Unternehmen. Halbiere ihre Angebote, entziehe ihnen einen Auftrag und es werden keine Fragen mehr gestellt. Forsch auftreten und knallhart sein – das reicht."

„Richtig Katharina, das kannst du, das hast du bewiesen. Drei Menschen sind bei fingierten Stromausfällen in Waldkirchen gestorben. Johanna Nebel war gerade 36 Jahre alt, ihre Tochter Katharina hast du nur fünf Jahre alt werden lassen und selbst der zweiundsiebzigjährige Alfred Meixner ist noch zu früh gestorben. Und das sind noch nicht alle. Auch Irmi Fleischmann musste sterben – und das nur, weil sie Franz Stein liebte."

„Was? Sie hat Irmi auf dem Gewissen!" Der Chirurg wollte sich auf Eva Schaller stürzen, doch ein Ruf Kleintalers ließ ihn innehalten.

„Er hat mein Leben vernichtet, mein Glück zerstört und da habe ich seines auch zerstören müssen. Und heute Abend wird er es endgültig verlieren. Ich habe lange gebraucht, bis ich Arnold Holzinger seiner gerechten Strafe zuführen konnte. Als das Angebot aus Freyung kam, gingen mir die Augen über. Plötzlich wusste ich, wer in Waldkirchen Chefarzt war. Die Stromausfälle erledigten Stefan und Anton für mich …"

„Die beiden Techniker, die mir im Krankenhaus begegnet sind!" Franz Stein schlug sich mit der Hand an die Stirn.

„Sie sollten wissen, wie es ist, wenn Menschen auf dem OP-Tisch sterben. Sie sollten leiden."

„Und Irmi – was hat sie Ihnen denn getan?"

„Nichts! Aber sie hätte Sie glücklich gemacht, und das war das Letzte, was ich wollte. Stefan hat mir versichert, dass sie nicht gelitten hat. Strom tötet schnell!"

„Sie haben Irmi in den Straßengraben geworfen, wie eine tote Katze. Sie sind keine Frau! Sie sind eine wahnsinnig gewordene Bestie", schrie Franz Stein!

„Das mag ja sein, und wenn Ihre Diagnose zutrifft, ist es ja nur logisch, dass ich Sie jetzt umbringen werde. Schos, gehe zwei Schritte zurück und rühre dich nicht von der Stelle. Ich habe um dich geweint, als ich von deinem Tod erfahren habe, und ich habe über uns nachgedacht. Ich habe dir in Regensburg gesagt, dass wenn wir uns früher begegnet wären, mein Leben sicher ganz anders verlaufen wäre. Das stimmt so nicht. Mein Leben war vorbei, als Sabine starb."

„Katharina, warum bist du ausgerechnet heute Abend gekommen? Doch nicht, weil Franz in Urlaub fährt?"

Sie sah ihn irritiert an. Überlegte. Blickte ihn nachdenklich an. „Warum fragst du? Du weißt es doch bereits! Heute ist Sabines Geburtstag. Sie wäre vierundzwanzig Jahre alt geworden!"

Kleintaler nutzte den kleinen Augenblick, in dem Katharina Heroldsbacher ihn ansah, den kleinen Blick der Unachtsamkeit. Er sprang auf sie zu, streckte den Arm aus, um an ihre Waffe zu gelangen. Sie drehte sich nach rechts und schoss. Ein dumpfes „Plopp"! Der Kommissar wurde in der rechten Brustseite getroffen und drückte im Fallen ab. Der ohrenbetäubende Knall ließ die Küche erzittern. Franz Stein stand starr vor Entsetzen. Er sah den ungläubig verwunderten

Blick im Gesicht der Frau, sah das kreisrunde Einschussloch in der Stirn und sah, wie Katharina Heroldsbacher tot zu Boden sank.

Carlo und ich hörten den Schuss und trafen nur wenig Augenblicke später am Tatort ein. Wir verständigten Rettungswagen, Notarzt und natürlich die Staatsanwaltschaft. Franz Stein konnte nur noch den Tod von Frau Dr. Heroldsbacher feststellen.

Kommissar Kleintaler war kaum mehr ansprechbar, er röchelte. Blut tropfte durch seine Jacke auf den Fliesenboden.

Waldkirchen, Dienstag, 22. November 2017, Buß- und Bettag

Es war der schnellen Hilfe seines Freundes zu verdanken, dass Georg Kleintaler seine schweren Verletzungen überlebte. Nach einem langen Krankenhausaufenthalt – natürlich nicht im Krankenhaus Waldkirchen – und nach einer noch längeren Phase tiefster Depression befindet er sich derzeit auf REHA im fränkischen Bad Kissingen. Nach seiner vollständigen Genesung wird er als Hauptkommissar seinen Dienst als Leiter des Kommissariats II in Passau aufnehmen. Seine Frau wohnt wieder in der Dreisesselstraße. Landrat Lochner muss sich nach einem neuen Geschäftsführer für seine „Kliniken GmbH" umsehen. Ich bin mir sicher, er wird die Bewerbungsunterlagen diesmal sehr gründlich prüfen. Dr. Franz Stein hat Waldkirchen den Rücken gekehrt und eine Chefarztstelle in Freiburg angenommen. Felix und ich haben unsere Familienplanung noch einmal überdacht. Ich werde im Februar nächsten Jahres mein zweites Kind zur Welt bringen.

Ich sage DANKE:

Carin Kappl   für Beratung, Korrektur und starke Nerven

Dr. Stefan Nöth   für Korrektur und freundschaftliche Kritik

Lea Dietz   für Korrektur und fachliche Beratung

Vielen lieben
Menschen   für ihren unbändigen Wunsch nach einem
                     dritten Kleintaler-Roman

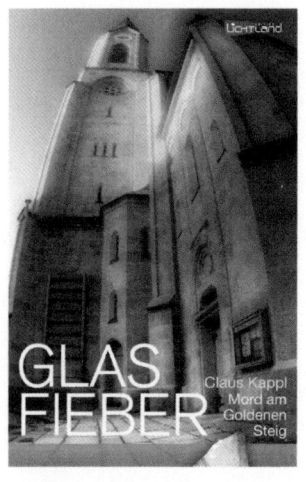

Claus Kappl
GLASFIEBER
Mord am Goldenen Steig
eBook: 4,99 €
978-3-942509-90-9
Softcover vergriffen

Kommissar Kleintalers erster Fall

In der Domstadt Bamberg und in dem niederbayerischen
Markt Waldkirchen kommen zur gleichen Zeit zwei Brüder,
beide Architekten, unter mysteriösen Umständen ums Leben.
Will jemand die Architektenfamilie Binder auslöschen? Sind
bauliche Veränderungen in den Ortschaften am „Goldenen
Steig" ein mögliches Motiv? Oder gibt es gar einen Zusammenhang mit dem Zugunglück in Brisbane/Australien, bei dem eine
reiche Architektin Opfer eines politisch motivieren Anschlags
wurde? Kommissar Kleintaler wird mit der Lösung des Krimi-
nalfalles beauftragt. Seine Untersuchungen führen ihn tief in
die Geschichte seines Heimatraumes.
Mit leiser Ironie und einer kleinen Portion schwarzen Humors
erzählt, entwickelt der Autor ein kriminales Szenario, das von
„Down under" über Franken bis in den Bayerischen Wald
erstreckt und den Leser von der ersten bis zur letzten Seite
fesselt.

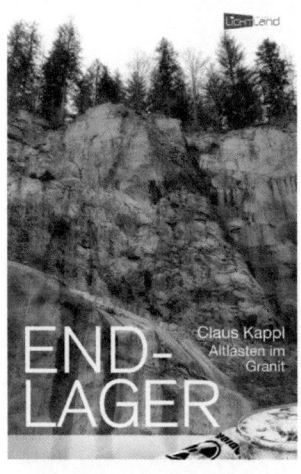

Claus Kappl
ENDLAGER
Altlasten im Granit
eBook: 4,99 €
978-3-942509-89-3
Softcover: 8,80 €
978-3-942509-23-7

Kommissar Kleintalers zweiter Fall

Strahlende Abfälle der Atomindustrie und alte Granit-
steinbrüche bei Waldkirchen im Bayerischen Wald:
Thema für heiße Diskussionen. Gibt es eine Verbin-
dung zwischen atomarem Nachlass, dem plötzlichen
Verschwinden eines verletzten Bauern und dem dunklen
Schicksal unschuldiger Kinder? Kriminelle Energien sind
Kommissar Kleintalers Leidenschaft. Scheinbar über-
mächtige Gegner beißen auf Waidler-Granit!

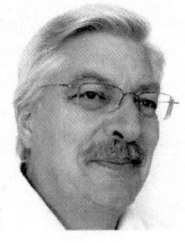

Claus Kappl

1954 in Bamberg geboren, studierte an der Friedrich-Alexander-Universität in Erlangen Geschichte, Germanistik und Geographie. Er promovierte 1984 an der Universität Konstanz mit einer Arbeit über „Die Not der kleinen Leute", einer Alltagsgeschichte aus dem 18. Jahrhundert. 1986 wurde er Gymnasiallehrer und hat bis zu seinem Ruhestand am Johannes-Gutenberg-Gymnasium in Waldkirchen/Niederbayern unterrichtet. Als Schulbuchautor hat er für den Westermann-Verlag gearbeitet. Er engagiert sich als 1. Vorsitzender im Kulturkreis Freyung-Grafenau e. V. , leitet seit 1992 das „Literarische Café" in Waldkirchen und gilt als großer Freund des deutschsprachigen Kriminalromans. Mit Kommissar Kleintaler hat er einen liebenswerten niederbayerischen Polizisten erschaffen, den auch eine gewisse Liebe zu Weißbier und gutem Essen begleitet.